Michael Mary
AB AUF DIE COUCH!

Michael Mary

AB AUF DIE COUCH!

Wie Psychotherapeuten immer neue Krankheiten
erfinden und immer weniger Hilfe leisten

Karl Blessing Verlag

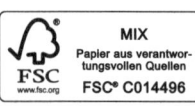

Verlagsgruppe Random House FSC-DEU-0100
Das für dieses Buch verwendete
FSC-zertifizierte Papier *Munken Premium*
liefert Arctic Paper Munkedals AB, Schweden

1. Auflage 2013
Copyright by Michael Mary und Karl Blessing Verlag, München,
in der Verlagsgruppe Random House GmbH
Umschlaggestaltung: Hauptmann und Kompanie
Werbeagentur, Zürich
Satz: Christine Roithner Verlagsservice, Breitenaich
Druck und Einband: GGP Media GmbH, Pößneck
Printed in Germany

ISBN 978-3-89667-496-8

www.blessing-verlag.de

INHALT

VORWORT

Die Entwicklung der Psychotherapie beobachte ich bereits seit etlichen Jahren mit wachsendem Unbehagen. Im Jahr 2011 wurde mir die Ehre zuteil, einen Vortrag auf den Lindauer Psychotherapiewochen zu halten und ein Seminar zu geben. Dort traf ich auf eine große Zahl etablierter Psychotherapeuten, hörte Vorträge anderer Referenten, nahm an Diskussionen teil und beobachtete die Reaktionen der mehr als 1200 Teilnehmer. Die Szene schien vorwiegend mit sich selbst befasst zu sein, man sprach in oft unnötig verklausulierter Fachsprache und tauschte eifrig neue Ergebnisse zur ›Behandlung‹ der ›Patienten‹ oder zum Umgang mit ›Fällen‹ aus. In der Woche, die ich mich dort aufhielt, wuchs der Eindruck, mich in einer Art geschlossener Gesellschaft zu befinden. Diese Erfahrungen in Lindau wurden zur Initialzündung dafür, dieses Buch zu schreiben.

Ein Buch wie das vorliegende kann wahrscheinlich nur jemand schreiben, der keiner psychotherapeutischen Szene angehört, keine Rücksicht auf Kollegen, Berufsverbände oder universitäre Institutionen nehmen muss und kein Interesse an einer staatlichen Anerkennung seiner Arbeit hat. Vorab gab ich das Manuskript einigen Psychotherapeuten zur Lektüre, das Feedback lautete zusammengefasst: Endlich sagt mal jemand, wie es wirklich ist.

Wie ist es denn? Befindet sich die Psychotherapie tatsächlich auf Abwegen, wie der Untertitel dieses Buches behauptet? Wenn man die Entwicklung der modernen Psychotherapie aufmerksam beobachtet, spricht vieles für diese These. Lassen Sie mich einige Anhaltspunkte aufzählen:

Psychotherapie ist heute keine offene Angelegenheit mehr, sondern eine staatlich reglementierte Richtlinientherapie. Diese nimmt für sich eine Menge an Vorzügen in Anspruch, die man in der Zeit vor der staatlichen Reglementierung nicht mit Psychotherapie zusammenbrachte.

- Sie glaubt die Psyche erforschen zu können
- Sie ordnet psychische Zustände in von ihr konstruierte Diagnosekategorien ein
- Sie gibt standardisierte Behandlungsrichtlinien vor
- Sie definiert ständig neue Krankheitsbilder
- Sie greift wie eine Krake um sich, indem sie ganze Bevölkerungsteile für psychisch krank erklärt
- Sie misst lebendige Menschen an von ihr erfundenen psychischen Modellen
- Sie entwickelt Vorstellungen eines psychisch korrekten Lebens und Liebens
- Sie spielt sich auf, als ob sie eine Wissenschaft wäre

Kurzum: Sie beteiligt sich in geradezu unerträglicher Weise am grassierenden Machbarkeitsglauben und dem dazugehörenden Lifemanagement.

Dieses und anderes, was Sie in diesem Buch erfahren werden, weist darauf hin, dass sich die Psychotherapie vom Individuum mehr und mehr entfernt und dass sie im Begriff ist, die Psyche zu verdinglichen. Sie geht zunehmend so vor, als wäre sie nicht länger Psychotherapie, sondern eine Medizin der Seele. Wie ich zeigen werde, hat dies gravierende Folgen für die Menschen, die psychische Unterstützung suchen.

Paradoxerweise wird die problematische Entwicklung gerade durch die breite Anerkennung forciert beziehungsweise erzwungen, welche die Psychotherapie in den letzten Jahrzehnten erfahren hat. Denn sie muss sich zunehmend den ökonomischen und bürokratischen Erfordernissen des Gesundheitssystems unterwerfen, in das sie eingegliedert wurde. Dazu werden, wie schon in der Medizin, auch im psychotherapeutischen Bereich starre Bedarfsplanungen aufgestellt, allgemeingültige Behandlungsschemata festgelegt, Kosten und Nutzen kalkuliert, Töpfe gedeckelt, Behandlungsmethoden zertifiziert oder ausgeschlossen, Richtlinien und Qualitätsstandards gesetzt und anderes mehr, das sich grundsätzlich nicht mit einer menschenwürdigen Psychotherapie verträgt.

Der fatale Machbarkeitsglaube des Managements, die harten Mechanismen des Marktes, eine von diversen Interessengruppen forcierte Scheinwissenschaftlichkeit und der Einfluss der in der psychologischen und psychiatrischen Forschung bestens vertretenen Pharmaindustrie breiten sich rapide auf dem psychotherapeutischen Feld aus. Die Psychotherapie ist, wie schon vor ihr die Medizin, zu einem Spielfeld mächtiger Gruppen und Verbände geworden. Der Markt erobert hier allerdings einen gesellschaftlichen Bereich, der sich ausdrücklich *nicht* mit Waren und Fakten, sondern mit Emotionen und mit Sinn befasst.

Die Psychotherapie war für das Individuum gedacht und einzig zu seiner persönlichen Begleitung ins Leben gerufen worden. Die Richtlinienpsychotherapie ignoriert das und begegnet psychischen Phänomenen wie technischen, unbestimmbaren Situationen wie eindeutigen, unüberschaubaren Zusammenhängen wie klassifizierbaren. Psychotherapeuten führen sich zunehmend wie Ingenieure und Operateure der Seele auf. Damit läuft die Psychotherapie Gefahr, ihre Besonderheit zu verlieren und ihren ureigenen sozialen Auftrag aufzugeben.

Worin besteht das Einzigartige der Psychotherapie, und worin besteht ihr ursprünglicher Auftrag? Sie befasst sich ihrem Wesen nach mit existenziellen und zutiefst individuellen Zusammenhängen. Sie dient dem Einzelnen beim Finden eines verlorenen Sinns. In dieser Orientierungssuche kann sie weder den Finger auf objektive Ursachen legen noch Lösungswege vorgeben. Verlorener Sinn kann nicht verschrieben werden wie ein Antibiotikum oder ein Hormon und ist auch nicht durch ein Hirnimplantat einpflanzbar. Die Psyche lässt sich, anders als der Körper, nicht behandeln, sie gestattet keine Eingriffe von außen, keine Operationen und Interventionen. Der konkret gesuchte Sinn muss in jeder Psyche neu aufgebaut werden, was unter den Bedingungen einer immer komplexer und unüberschaubar werdenden inneren und äußeren Welt oft ein schwieriger Prozess ist.

Die Psychotherapie befasst sich nicht mit Dingen, nicht mit Fakten, nicht mit Ursachen – sondern mit unüberschaubaren Zusammenhängen und hat dazu nur begrenzte Mittel zur Verfügung. Ein Psychotherapeut kann seinem Klienten kommunikative Angebote machen; und dass der Einzelne diese annimmt und Sinn darin findet, darauf muss der Therapeut hoffen, aber darauf zählen kann er nicht.

Auch die fortschrittlichste Psychotherapie kann nicht *behandeln*. Ihre besondere soziale Aufgabe liegt darin, Menschen durch schwierige und existenziell wichtige Phasen hindurch zu *begleiten*.

Doch unbeeindruckt davon, dass man psychischen Zusammenhängen weder auf medizinische noch auf technische noch auf wissenschaftliche Weise gerecht werden kann, versucht sich die heutige Richtlinienpsychotherapie genau daran; und deshalb befindet sie sich meiner Ansicht nach auf Abwegen. Diese Abwege aufzuzeigen und zugleich Alternativen zu dieser fragwürdigen Entwicklung anzudeuten ist die Intention dieses Buches.

Michael Mary, Januar 2013

EINLEITUNG

Lassen Sie mich zuerst einen kurzen Überblick darüber geben, was Sie in diesem Buch erwartet.

Ganz am Anfang steht, sozusagen als Vorabskizze, ein kurzer Überblick über die Interessengruppen, die das Feld der Psychotherapie bestellen; und zwar ohne Ausnahme im jeweils eigenen Interesse.

Im ersten Abschnitt erläutere ich dann die grundlegende Frage, wozu es die Psychotherapie überhaupt gibt. Warum gehen Menschen mit ihren psychischen Problemen nicht zum Arzt oder zum Psychiater? Wozu ist ein eigener Berufsstand entstanden? Worin besteht die soziale Aufgabe der Psychotherapie?

Es ist unstrittig, dass psychische Vorgänge in unserer Gesellschaft kontinuierlich an Bedeutung gewinnen und dass Menschen immer öfter unter psychischen Belastungen leiden. Ich werde im zweiten Kapitel darlegen, dass diese Symptome keineswegs den ihnen unterstellten Krankheitswert haben, sondern unvermeidbar zu einem ganz normalen Leben in einer komplexen Gesellschaft und einer individualisierten Welt gehören.

Im dritten Teil werde ich darstellen, wie eine Psychotherapie beschaffen sein sollte, die ihrem sozialen Auftrag gerecht wird, indem sie Flexibilität, Methodenvielfalt und Offenheit menschlichen Situationen und individuellen Lösungen gegenüber zeigt, weil sie anders mit den schwer greifbaren Dingen des psychischen Lebens nicht umgehen könnte.

Im vierten Kapitel zeige ich, dass die Richtlinienpsychotherapie diese Bedingungen längst nicht mehr erfüllt. Klassifizierung von psychischen Zuständen, ausufernde Bürokratie und die Öko-nomisierung psychischer Behandlung rauben der Psychotherapie ihre Seele. Die Konsequenzen einer solchen, ökonomisch und po-litisch bestimmten Entwicklung sind uns vom ärztlichen Gesund-heitssystem her bekannt. Die Medizin entfernt sich zunehmend vom Patienten, der längst ein Objekt mächtiger Interessengrup-pen geworden ist. Demgegenüber wirkt die relativ junge Psycho-therapie zwar unschuldig, doch der Schein trügt. Auch sie ist da-bei, sich in ein von Interessenvertretern dominiertes System zu verwandeln, in dem es um die Betroffenen erst an letzter Stelle geht. Die staatliche Anerkennung und Finanzierung einer Psycho-therapie ist nämlich an problematische Bedingungen geknüpft. Diese lauten Diagnose-, Gutachten- und Dokumentationszwang.

Der fünfte Teil zeigt, wie sehr sich die Psychotherapie im Würgegriff der Ökonomie befindet, unter anderem durch Ergeb-nisdruck und fragwürdige Evidenzanforderungen. Im Schatten dieser Zwänge tritt das Paradox der gegenwärtigen Entwicklung vollends hervor:

Eine Kunst, deren ureigene Aufgabe es ist, sich mit nicht klas-sifizierbaren Dingen zu befassen, hat sich dem Zwang zur Klas-sifizierung ergeben und arbeitet damit gewissermaßen gegen sich selbst.

Wie alle gesellschaftlich etablierten Systeme ist auch die Psycho-therapie in erster Linie an ihrem eigenen Erhalt interessiert. Sie will ihren Platz an den Töpfen der Kassen und die Zahl ihrer Klienten absichern. Um ihre Existenz zu rechtfertigen, scheut sie sich nicht, große Bevölkerungsteile für psychisch krank zu erklären. Sie hat sich darangemacht, den großen Graubereich ganz normaler psychischer Probleme zu erobern, worauf ich im sechsten Teil des Buches eingehe.

Um diese Pathologisierung zu rechtfertigen, hantiert die Richtlinienpsychotherapie mit anachronistischen Vorstellungen und hält zu großen Teilen an fragwürdigen Persönlichkeitsmodellen und der absurden Idee der ›ganzen Person‹ fest. Sie gibt sich einen wissenschaftlichen Anschein und bildet eine Schar von scheinbar Wissenden aus, die Vorstellungen vom psychisch korrekten Leben aufbauen und verbreiten. Defizitorientierung, Besserwisserei und Arroganz den Patienten gegenüber sowie Scheinwissenschaftlichkeit können sich so unter dem Mantel der etablierten Psychotherapie ausbreiten.

Im siebten Kapitel nehme ich dann eine andere Sichtweise auf psychische Probleme ein, indem ich nach dem Sinn frage, den grassierende psychische Symptome für die Gesellschaft liefern. An solchen massenhaft auftretenden psychischen Phänomenen besteht offenbar gesellschaftlicher Bedarf. Man möchte geradezu eine Lanze für manche psychische Phänomene brechen und behaupten, dass eine Gemeinschaft, die massenhaft psychische Auffälligkeiten produziert, auf derartige Korrektive offenbar angewiesen ist.

Der achte und letzte Teil befasst sich mit den Alternativen. Womit würde sich eine Psychotherapie befassen, die von den geschilderten Zwängen befreit ist und die sich ganz ihrer Kernaufgabe – der persönlich-menschlichen Begleitung – widmen kann? Was bleibt einer solchen Psychotherapie? Eine ganze Menge. Komplexe und unüberschaubare Bedingungen wie die, in denen wir heute leben, erfordern es, sich auf das Wesentliche zu fokussieren. Psychotherapie sollte sich ausschließlich auf das Problem konzentrieren, das den Einzelnen in seiner jeweiligen Lebenslage beschäftigt und das er für sich lösen will. Es geht längst nicht mehr darum, ein ›ganzer Mensch‹ oder eine ›gereifte Persönlichkeit‹ zu sein oder den ›richtigen Beziehungsstil‹ zu entwickeln. Es geht nicht einmal mehr darum, psychisch ›gesund‹ zu werden, weil niemand definieren kann, was das sein soll. Es geht für den Einzelnen heute darum, den nächsten Schritt zu tun, einen Schritt, der ihm an einem schwierigen Abschnitt seines Lebensweges nicht allein, sondern nur mit unterstützender Begleitung gelingen mag. Einen Schritt zudem, von dem auch der Psychotherapeut nicht weiß, wohin er den Betreffenden führen wird.

Eine strikt am jeweiligen Problem orientierte Psychotherapie ist möglich, da psychische Störungen in den allermeisten Fällen durch Konflikte ausgelöst werden, die jemand mit sich selbst oder anderen Menschen hat. Solche Konflikte zu bewältigen erfordert einen therapeutischen Umgang mit Identitäten und führt zu einer für die meisten Menschen verblüffenden Erkenntnis: dass nämlich ein jedes Problem seine Lösung bereits in sich trägt.

Eine konfliktorientierte Psychotherapie lässt den Defizit-Ansatz der Richtlinientherapie hinter sich und wendet sich den Lösungen zu, an denen der Klient bereits arbeitet. Der Klient weiß, wohin er will, und es geht darum, *seine* unbewusste angedeutete Lösung zu entdecken und zu erforschen. Dazu sind Offenheit, Neugierde, Flexibilität und vor allem Bescheidenheit nötig. Eine Bescheidenheit, wie sie sich einstellt, wenn man sich nicht als Behandler oder Wissender, sondern als Begleiter und Erforscher psychischer Prozesse versteht.

Dreh- und Angelpunkte der Vorgänge im psychischen Labyrinth sind die Identität oder, genauer gesagt, die Selbstbeschreibung des Individuums, deren zwangsläufige Unvollständigkeit sich als Quelle psychischer Probleme erweist. Die Auseinandersetzung mit den zur Identität gehörenden Themen – wie etwa der Selbstbeschreibung, der Person als sozialer Adresse und der multiplen Persönlichkeit – führt zu der Anregung, dass sich die Psychotherapie weniger mit der Frage ›Was tun?‹ befassen und sich verstärkt dem Umgang mit psychischen Subsystemen oder Identitäten zuwenden sollte. Dann geht es vor allem darum, ›Wer‹ jemand jetzt oder zukünftig sein will.

Aus dieser Perspektive ergibt sich eine größere Bandbreite von Lösungsmöglichkeiten, die keinesfalls psychotherapeutischer Art sein müssen, worauf ich abschließend eingehen werde. Zum Schluss dieser Einleitung möchte ich betonen, dass ich keinesfalls die Psychotherapie in Bausch und Bogen verurteilen will. Psychotherapeuten leisten oft gute und unverzichtbare Arbeit. Ich möchte den kritischen Blick auf jene fragwürdigen Tendenzen lenken, die aus der Verstaatlichung der Psychotherapie resultieren und unter denen nicht nur die Klienten, sondern auch die Psychotherapeuten selbst zunehmend leiden. Andererseits geht es mir um die Besinnung der Psychotherapie auf ihre ureigene Aufgabe und um die Wahrung ihres menschlichen Gesichts.

EINE SKIZZE: INTERESSENGRUPPEN, DIE DIE PSYCHOTHERAPIE BESTIMMEN

Noch vor wenigen Jahrzehnten hat die Psychotherapie nur in bestimmten gesellschaftlichen Schichten Beachtung gefunden. Mittlerweile hat sie sich zu einer ökonomisch bedeutsamen Sphäre entwickelt, in der zweistellige Milliardenbeträge umgesetzt werden. Noch vor 1999 fand die Psychotherapie überwiegend auf dem freien Markt statt und war von gesetzlichen Regulierungen weitgehend verschont. Mittlerweile weckt sie vielfältige Begehrlichkeiten und ist unter staatliche Aufsicht gestellt.

Wer heutzutage das Feld der Psychotherapie betritt, begegnet daher nicht bloß Patienten und Behandlern, sondern vor allem: Interessenvertretern.

- Da ist die *Politik*. Politiker reagieren auf die wachsende Bedeutung der Psychotherapie und sorgen für deren gesetzliche Regelung. Das Interesse dieser Gruppe besteht darin, das Thema Psychotherapie aus der öffentlichen Diskussion herauszuhalten. Ihre Taten sollen dem Wähler versichern: »Bezüglich deiner psychischen Gesundheit ist alles bestens für dich geregelt.« Politiker sind aufgrund ihrer Interessenlage (Wiederwahl) weniger an der tatsächlichen Effektivität der Psychotherapie als vielmehr an dem Anschein solcher Effektivität interessiert.
- Da sind die *Krankenkassen*. Ihre Aufgabe ist es, Gelder einzusammeln und zu verteilen, an der Qualitätssicherung der Behandlung mitzuwirken und für ausreichende Behandlungskapazitäten zu sorgen. In Zeiten sinkender Einnahmen besteht das

Interesse der Kassen vor allem darin, den Kostenfaktor Psychotherapie und damit ihre Beitragssätze möglichst gering und die Zahl ihrer Versicherten möglichst hoch zu halten.

- Da sind die psychologischen und ärztlichen *Berufsverbände*. Sie halten nach außen hin zusammen, um die Wertschätzung der Psychotherapie und deren Anteil an den Gesundheitsausgaben zu erhöhen, aber nach innen kämpfen sie rücksichtslos gegeneinander um Macht und Einfluss und darum, das Einkommen ihrer jeweiligen Klientel auszuweiten.
- Da ist die *Kassenärztliche Vereinigung*, der die berufliche Standesorganisation der Psychotherapeutenkammer angegliedert ist. Diese Institutionen sorgen für die Kontrolle von Zulassung und Fortbildung, ihre Funktionäre sind zufrieden, solange sich die Standesinteressen in ihren Händen befinden.
- Da sind *psychologische und ärztliche Psychotherapeuten*. Die staatliche Zulassung zum Gesundheitssystem sichert ihnen ein verlässliches Einkommen, denn sie sind durch Bedarfsplanung und Zulassungsbeschränkungen der üblichen Konkurrenz des Marktes enthoben. Ihr Interesse gilt in erster Linie der eigenen Sicherheit.
- Da sind die *Kliniken*, von denen viele bereits privatisiert sind und deren Interesse in einem möglichst hohen Gewinn besteht. Für sie ist der Patient in erster Linie ein Kalkulationsfaktor.
- Da sind staatlich anerkannte *Ausbildungsinstitute*, die die von ihnen gelehrte Methode unter allen Umständen gegen andere Methoden durchsetzen wollen, um selbst am Markt bestehen zu bleiben.
- Da ist die *Wissenschaft*, die die Psychotherapie als Forschungsgebiet entdeckt hat und versucht, sich durch wissenschaftliche Studien für das Gesundheitswesen unentbehrlich zu machen. Sie arbeitet Politikern, Kassen, Industrie und den anderen Akteuren zu und liefert die jeweils nötigen Fakten und Rechtfertigungen für die Richtlinientherapie.
- Da ist die *Pharmaindustrie*, die im Interesse ihres Profits jede Störung, von der Depression bis zur sexuellen Lustlosigkeit, medikamentös behandeln möchte.

- Und da ist der *Patient*. Er kommt ganz zum Schluss, jedenfalls was seinen Einfluss auf das System der Psychotherapie angeht. Er steht dem System (im Grunde) allein gegenüber und hat am wenigsten zu sagen.

Das Wirken der zahlreichen Interessengruppen hat die Psychotherapie grundlegend verändert. Sie ist ein fester Bestandteil des öffentlich finanzierten Gesundheitssystems geworden – und zahlt dafür einen hohen Preis. Sie wird, wie es Prof. Dr. Giovanni Maio ausdrückt[1], zunehmend nach ökonomischen Kategorien des Marktes organisiert, das heißt, ihre Abläufe werden nicht mehr als Heilungs-, sondern als Produktionsprozesse verstanden. Diese Entwicklung gefährdet die Psychotherapie. Einerseits ist die Psychotherapie durch Gesetze, Vorschriften und Einflussnahmen der aufgeführten Interessengruppen gefährdet, also von außen her. Andererseits ist sie von innen her gefährdet. Denn die Etablierung der Psychotherapie im öffentlich finanzierten Gesundheitssystem macht es ihr auf Dauer unmöglich, ihrem eigentlichen gesellschaftlichen Auftrag nachzukommen.

I

WOZU GIBT ES DIE PSYCHOTHERAPIE?

Doch worin besteht der ureigene Auftrag der Psychotherapie? Er besteht nicht darin, die Psyche eines Menschen so zu behandeln wie ein Arzt den Körper seines Patienten, sondern vielmehr darin, den Menschen durch schwierige Lebensphasen zu begleiten.

Dieser These nach wäre die Basis der Psychotherapie weder Medizin noch Ingenieurskunst, weder Wissenschaft noch Technik, sondern ganz im Gegenteil die menschliche Zuwendung. Diese Zuwendung hätte zum Ziel, eine individuelle Orientierung im Leben zu ermöglichen oder in einer menschlich schwierigen Lage einen Sinn zu finden. Die Betonung liegt hier auf den Begriffen ›individuell‹ und ›menschlich‹, was so viel heißt, dass es in der Psychotherapie nicht um ›allgemeine‹ Störungen, sondern vielmehr um ›nicht verallgemeinerbare‹ Störungen geht. Um Befindlichkeiten, die von den individuellen Unterschieden der Menschen abhängen. Um ganz unbestimmte Zustände, für die es ganz eigene Spezialisten braucht.

Lassen Sie mich die These von dem unüberbrückbaren Unterschied zwischen Psychotherapie und Medizin anhand eines Beispiels erläutern.

Eine junge Frau namens Helga, 26 Jahre alt, ist bedenklich abgemagert, keiner weiß, warum. Sie läuft von Arzt zu Arzt und lässt über ein Jahr hinweg den Darm, die Schilddrüse, den Hormonhaushalt, den Magen, das Blut und alles Mögliche untersuchen, ohne dass etwas Greifbares gefunden wird. Schließlich gelangen ihre Ärzte zu der Überzeugung, die Ursache ihrer Erkrankung müsse psychischer Natur sein. Helga, die inzwischen nur noch 40 Kilo wiegt, wird mit der Diagnose ›Magersucht‹ an eine psychotherapeutische Klinik überwiesen. Dort nimmt sie an etlichen Therapiesitzungen teil, doch den Psychologen scheint sie psychisch recht normal zu sein, kein Vergleich zu den übrigen Magersüchtigen. Daher werden weitere ärztliche Untersuchungen veranlasst, unter anderem eine Computertomografie. Diese zeigt eine Entzündung im Gehirn. Nun wird Helga aus der Klinik entlassen und wieder einer medizinischen Betreuung zugeführt.

Das Beispiel macht sehr deutlich, wann eine Psychotherapie zum Einsatz kommt. Die Laborergebnisse zeigen keinen Befund, und die körperliche Untersuchung ergibt kein schlüssiges Symptombild. Die Ärzte können dem lebensbedrohlichen Zustand der Patientin keine *Ursache* zuordnen und sind daher mit ihrem Latein am Ende. Sie leugnen nicht das Leid der Helga, aber wenn es offenbar nicht körperlich verursacht ist, dann muss es wohl ›psychisch‹ bedingt sein, so vermuten sie, und daher sollen sich Psychotherapeuten mit der Frau befassen. Vielleicht erbricht sie sich ja heimlich nachts und ist unerkannt magersüchtig. Folgerichtig wird sie an eine psychotherapeutische Klinik überwiesen.

Halten wir also fest:

Psychotherapeuten kommen zum Einsatz, wenn nichts (medizinisch) Greifbares gefunden wird und die Mittel der Ärzte versagen.

Das Beispiel zeigt auch, wann Psychotherapie nicht angebracht ist. Nämlich dann, wenn eine greifbare Ursache für einen Leidenszustand gefunden wird. Deshalb wird die Patientin nach dem Ergebnis der Computertomografie wieder in ärztliche Behandlung zurückgeführt. Ein Psychotherapeut kann bei einem entzündlichen Vorgang im Gehirn nämlich auch nichts ausrichten.

Nun wird der Unterschied zwischen Medizin auf der einen und einer Psychotherapie auf der anderen Seite nachvollziehbar. Handelt es sich um einen Zustand, dem eine klare Ursache zugeordnet werden kann und für den eine eindeutige Diagnose zur Verfügung steht, dann kommen Ärzte (und Psychiater) *als Behandler* zum Einsatz. Handelt es sich um einen unklaren Zustand, für den man nicht auf medizinische Fakten zugreifen kann und für den man auf die Vermutung psychischer Gründe angewiesen ist, dann kommen Psychotherapeuten *als Begleiter* zum Einsatz.

Der Unterschied zwischen Medizin und Psychotherapie ist demnach der Unterschied zwischen einer Behandlung und einer Begleitung. Um diesen Unterschied noch zu verdeutlichen, hier ein weiteres kurzes Beispiel.

Ein 38-jähriger Mann kommt in geistig verwirrtem Zustand in ein Krankenhaus und redet wirres Zeug. Wohin mit ihm? Auf die Intensivstation oder in die Psychiatrie? Erfährt der Arzt, dass sein Patient gerade Drogen genommen hat, weist er ihn nicht in die Psychiatrie ein, sondern behandelt ihn medizinisch und verlegt ihn auf die Beobachtungsstation. Erfährt der Arzt jedoch, dass der Betroffene gerade Zeuge einer Gewalttat war, wird er ihn für traumatisiert halten und ihn einer psychotherapeutischen Betreuung zuführen.

Beide Beispiele weisen auf den wesentlichen Unterschied zwischen Medizinern (und Psychiatern) auf der einen und Psychotherapeuten auf der anderen Seite hin. Dieser Unterschied besteht in den Dingen, mit denen sich die jeweiligen Spezialisten befassen. Die einen wenden sich den *greifbaren* Dingen zu, die anderen befassen sich mit den *nicht greifbaren* Dingen. Die einen befassen sich mit dem Körper, die anderen mit der Psyche.

Der Körper ist im Vergleich zur Psyche konkret und greifbar, die Psyche ist im Vergleich zum Körper vage und unbestimmt. Der Körper ist bei jedem Menschen annähernd gleich aufgebaut. Deshalb kann und sollte beispielsweise Diabetes strukturiert behandelt werden. Der Arzt, der Diabetes behandelt, geht am besten nach einem festgelegten Plan vor. Zuerst stellt er fest, ob es sich um eine Typ-A- oder Typ-B-Diabetes handelt. Er misst den Blutzucker. Er empfiehlt gegebenenfalls einen Ernährungsplan. Er spritzt Insulin. Er führt anschließend Kontrolltests durch. Dem Mediziner ist es dabei gleichgültig, unter welchen Umständen sein Patient aufgewachsen ist, ob es ihm an Selbstbewusstsein mangelt, welchen Beruf er ausübt und ob er eine Liebesbeziehung hat oder nicht. Er befasst sich mit dem Körper, nicht mit der Psyche. Er braucht den Menschen nicht zu kennen, nicht einmal seinen Namen; es reicht ihm, sich mit dessen Körperteilen zu befassen.

Wer sich allerdings mit der Psyche befasst, wie Psychotherapeuten das tun, der kann nicht auf vorgegebene Schemata und Ordnungsprinzipien zugreifen. Die Psyche ist bei jedem Menschen unterschiedlich strukturiert. Die Erfahrungen, die Erwartungen und die Weltsicht des Einzelnen sind im wahrsten Sinn des Wortes einzigartig. Deshalb kann eine Psyche nicht nach Plan A oder Plan B behandelt werden, vielmehr muss der Psychotherapeut auf die individuellen Besonderheiten seines Klienten eingehen. Dabei kommt es auf schwer greifbare Faktoren an, auf unübersichtliche Lagen, auf die konkreten Lebensumstände, auf das Beziehungsgeflecht, auf die Einstellungen des Betroffenen. Wie haben seine Eltern ihn erzogen? Hat er Geschwister? Gibt es unverarbeitete Schicksalsereignisse?

Wodurch wurde seine Krise ausgelöst? Über welche psychischen Ressourcen verfügt er? Welcher Sinn mag in der Störung liegen? Was wird er als Lösung seines Problems empfinden? Dem Psychotherapeuten kommt es auf solche unbestimmten Umstände an, ohne deren Erforschung er seinen Klienten nicht helfen kann.

Psychotherapie leistet etwas, was weder Medizin noch Psychiatrie leisten können. Sie befasst sich mit den *nicht verallgemeinerbaren* Dingen: mit der Individualität eines Menschen, mit seinen psychischen Besonderheiten, mit jenen Merkmalen und Merkwürdigkeiten, die aus ihm erst ein Individuum machen.

Der Soziologe Peter Fuchs hat das Phänomen der Psychotherapie analysiert[2] und dabei nach einer Antwort auf die systemisch-soziologische Frage gesucht, mit der er gesellschaftliche Phänomene aufschlüsselt. Diese Frage lautet:»Als Lösung welchen *sozialen* Problems lässt sich die Psychotherapie deuten?«[3] Die Antwort auf diese höchst aufschlussreiche Frage lautet: Psychotherapie löst das gesellschaftliche Problem, mit individualisierten Psychen umzugehen. Psychotherapie deckt den zunehmenden Bedarf an Fachleuten, die mit Themen und Sachverhalten umgehen können, die in kein vorgegebenes Schema passen und für die es keine vorgegebenen Lösungen gibt. Peter Fuchs bezeichnet Psychotherapeuten daher treffend als moderne»Verwalter der vagen Dinge«, einen Begriff, den er dem Philosophen Paul Valéry entliehen hat.

Besser kann man es meines Erachtens kaum ausdrücken. Die Psyche ist kein fassbares Ding, so wie der Körper eines ist. Sie ist ein außerordentlich vages, undurchschaubares und unübersichtliches Gebilde. Niemand hat je eine Psyche gesehen oder angefasst. Selbst wenn man das Gehirn eines Menschen in Scheiben schneidet oder in Moleküle zerlegt, wird man darin keine Psyche finden. Unter dem Mikroskop tauchen nur Zellen, Stoffwechselvorgänge und Synapsen auf, weder Gedanken noch Gefühle. Die Psyche verarbeitet keine chemischen Stoffe, so wie das Gehirn, die Nieren oder die Leber es tun. Sie pumpt kein Blut durch die Adern, wie das Herz es tut, und löst keinen Sauerstoff aus der Luft, um ihn dem Blut zuzuführen, wie die Lunge das macht. Die Psyche hat nur eine einzige Aufgabe: sie deutet das, was das Gehirn des betreffenden Menschen wahrnimmt, und versucht, diesen Eindrücken einen Sinn zu verleihen.

Die Psyche deutet Hirnereignisse – so viel kann man grundlegend sagen –, und sie deutet diese von Mensch zu Mensch unterschiedlich. Daher können verschiedene Menschen zwar dasselbe sehen, aber dennoch etwas ganz Unterschiedliches erleben. Ihnen kann dasselbe Ereignis zustoßen, aber sie verarbeiten es zu ganz unterschiedlichen Erfahrungen. Sie können den gleichen Umständen ausgesetzt sein und entwickeln dennoch völlig unterschiedliche Reaktionen darauf. Sie können die gleichen Erlebnisse gehabt haben und diese dennoch ganz unterschiedlich erinnern.

Die Psyche stellt ein individuelles Rätsel dar. Ein psychischer Zustand ist stets vage, man kann ihn nicht auf eindeutige Ursachen zurückführen. Der Psychotherapeut kann sich weder auf Forschungen noch auf andere verallgemeinerbare Erkenntnisse verlassen. Er muss in jedem einzelnen Fall, der ihm begegnet, aufs Neue herausfinden, wie die Dinge zusammenhängen und wie ein psychisches Leiden, wenn es denn überhaupt möglich ist, aufgelöst werden kann.

Psychotherapie ist daher grundsätzlich und ohne Ausnahme individuell und vage.

Die geschilderte Erkenntnis dessen, was Psychotherapeuten tun, lässt Rückschlüsse auf die gesellschaftliche Entwicklung der jüngeren Geschichte zu. Denn da es die Psychotherapie erst seit etwa 150 Jahren in einer modernen Form gibt und da ihre Bedeutung weiter zunimmt, muss in der neuen Zeit der Bedarf an individuellen Lösungen psychischer Probleme enorm zugenommen haben. Dass dies tatsächlich der Fall ist, zeigt ein Blick auf die gesellschaftlichen Verhältnisse, die zur Entstehung der Psychotherapie geführt haben.

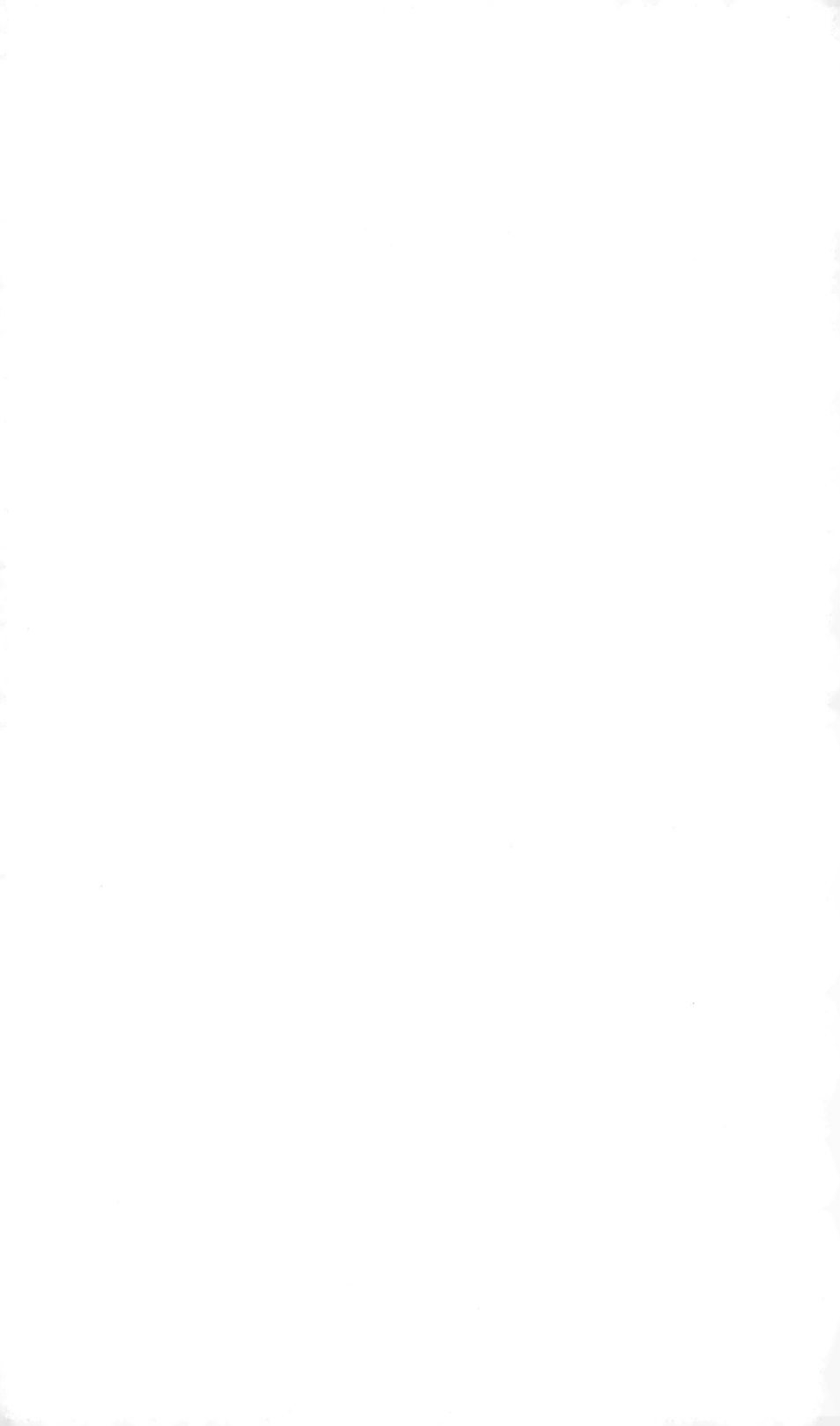

II

DER BEDARF AN PSYCHOTHERAPIE NIMMT STETIG ZU

Individualität früher: ein einziges Ich

In den Jahrhunderten vor dem 19. Jahrhundert unterschied sich die Lebenswelt des Einzelnen völlig von der heutigen. Die Menschen lebten in einer relativ einfach aufgebauten, ständisch strukturierten Gesellschaft. Deren übersichtliche Struktur vermittelte eine verlässliche Orientierung. Wie man sich in seinem jeweiligen Stand zu verhalten hatte, was man denken, sagen und fühlen sollte, was man tun oder lassen durfte, wozu man verpflichtet war und was einem blühte, wenn man sich nicht an die Regeln hielt, all das war unzweifelhaft und jedem bekannt. Der Einzelne verfügte daher über *ein einziges, klar definiertes Ich*. Er war entweder Leibeigener, Bauer, Handwerker, Bürger oder Feudaler – andere ›Seinsmöglichkeiten‹ standen nicht zur Verfügung.

Wer zu jener Zeit beispielsweise Bauer oder Bürger war, der war das immer und überall, zu jeder Tages- und Nachtzeit, mit Haut und Haaren, durch und durch. Er war das auf dem Dorfplatz, im Gerichtssaal, im Krieg oder Frieden, auf Reisen oder in der Stadt, im Bett oder am Tisch. Die Gesellschaft hatte ihm einen dem Stand, in den er hineingeboren wurde, entsprechenden Mantel umgehängt und ihm erklärt: »Das bist du!« Der Einzelne war mit einer festen, verlässlichen und bestimmten Identität ausgestattet, aus der es für ihn kein Entkommen gab. Es handelte sich dabei jedoch nicht um eine *individuelle,* sondern um eine *Gruppenidentität.* Man war »Ich, der Bauer« oder »Ich, der Bürger« und nicht »Ich, der Georg« oder »Ich, die Lisa.«

Ein Bauer bestellte nicht bloß die Erde mit seinen Händen, er war nicht nur äußerlich Bauer, sondern er war es auch innerlich. Er fühlte wie ein Bauer und blieb daher von romantischen Schwärmereien verschont. Er dachte wie ein Bauer und reiste nicht durch die Welt, sondern blieb seiner Scholle verhaftet. Er hielt das für wichtig, was für einen Bauern wichtig war. Daher schrieb er keine Gedichte und spekulierte nicht mit Geld, vielmehr versuchte er, eine gute Partie zu heiraten und so weiter und so fort. Es war für ihn relativ einfach, seine Identität – sein bäuerliches Ich oder seine Vorstellung davon, wer er ist – zu bewahren, weil er sich nur im bäuerlichen Bereich und sonst nirgends aufhalten durfte. Auch dem Leibeigenen gegenüber war er Bauer, als Höhergestellter, und ebenso dem Feudalherrn gegenüber, als Untergebener. Er war ›Ich, der Bauer‹ durch und durch, eine andere Identität als diese Gruppenidentität stand ihm nicht zur Verfügung.

Die übersichtlich aufgebaute ständische Gesellschaft bot kaum Spielraum für Individualität, daher waren die psychischen Probleme, die beim Einzelnen auftauchten, auch nicht im heutigen Sinne individuell. Natürlich hatten auch die Menschen jener Zeit psychische Probleme. Aber wenn, dann hatten sie diese als Leibeigener, als Bauer, als Handwerker, als Bürger oder als Feudaler. Besonders komplex waren diese Probleme nicht, und sie unterschieden sich kaum von Bauer X zu Bauer Y oder von Bürger X zu Bürger Y. Deshalb genügte es, im psychischen Problemfall zu den bewährten Spezialisten für das wenige Vage[4] zu gehen. Diese Spezialisten waren die Priester und Heiler, die Mystiker und die Poeten. Sie verfügten über erprobte Mittel, um eine unter damaligen Umständen verlorene Orientierung oder angegriffene Identität, um ein ins Wanken geratenes Ich wieder auf die richtige Spur zu bringen. Sei es Gottes Wort oder ein magischer Spruch, oder sie warfen Knochen oder erzählten Geschichten und schrieben Lieder und Gedichte. Half das nicht, um jemanden zurück auf seinen ihm zugewiesenen Platz zu bringen, hielt die Rechtsprechung andere, brachiale Mittel bereit, um Ausbrecher zurück in ihre Identität zu zwängen.

Die moderne Gesellschaft: ein Puzzle

Machen wir einen Sprung in heutige, moderne Verhältnisse, in denen sich fast alles verändert hat. Heute ist die Gesellschaft nicht mehr in Stände geschichtet, die übereinander geordnet und voneinander abgeschottet sind. Die Stände sind abgeschafft, die Industrialisierung hat gemeinsam mit der enormen Arbeitsteilung zu einer nie da gewesenen Egalisierung geführt. Heute liegen die sozialen Lebensbereiche horizontal nebeneinander und sind durchlässig. Zudem scheint ihre Anzahl schier unbegrenzt zu sein.

Lassen Sie mich einige dieser sozialen Bereiche aufzählen. Da wäre beispielsweise der Arbeitsbereich, der Finanzbereich, der Erziehungsbereich, der Liebesbereich, der militärische Bereich, der sexuelle Bereich, der politische Bereich, der kirchliche Bereich, der Forschungsbereich, der Justizbereich, der Freizeitbereich, der wissenschaftliche Bereich, der Schulbereich, der Wirtschaftsbereich, der Universitätsbereich, der Freundschaftsbereich, der Kindergartenbereich, der Versicherungsbereich, der kriminelle Bereich, der Börsenbereich, der Pflegebereich, der Gesundheitsbereich, der Rentenbereich ... um nur die wichtigsten zu nennen. Damit aber nicht genug. Jeder dieser Bereiche ist nochmals in unzählige Unterbereiche gegliedert. Die Bankenwelt etwa in einen Kreditbereich, einen Aktienbereich, einen Investitionsbereich, einen Anleihenbereich, einen Sparbereich, einen Obligationsbereich, einen Immobilienbereich, einen Lobbybereich und so weiter und so fort. Eine vergleichbare Aufsplitterung gilt für alle anderen Bereiche.

Versucht man sich ein Bild dieser überaus komplexen modernen Gesellschaft zu machen, dann setzt sich diese aus zahllosen Fragmenten zusammen. Man kann sich einen Planeten vorstellen, dessen Oberfläche von einem riesigen Puzzle aus unzähligen Teilen gebildet wird. Das Puzzle Gesellschaft besteht allerdings nicht aus kleinen Pappkarten, nicht aus totem Material, vielmehr lebt es. Ständig ist ein Bereich im Umbruch, er gliedert weitere Unterbereiche aus oder es entstehen neue Bereiche. Diese Beweglichkeit und enorme Komplexität haben zur Folge, *dass die moderne Gesellschaft unüberschaubar ist*. Niemand kann sie als Ganzes im Blick haben. Schaut man nach Norden, verändern sich schon der Süden, Osten und Westen. Beschreibt man dann, was sich im Westen verändert, ist der Norden schon nicht mehr der gleiche. Wo man auch hinschaut, nichts lässt sich festschreiben.

Individualität heute: viele unterschiedliche Ichs

Was hat diese Entwicklung zu einer nie da gewesenen gesellschaftlichen Komplexität mit dem Thema Psychotherapie zu tun? Sehr viel.

Der Einzelne ist heute gezwungen, sich in unterschiedlichsten Bereichen zu bewegen, wenn er an der Gesellschaft teilhaben will. Ein Individuum muss sich im Wirtschafts-, im Finanz-, im Gesundheits-, im Religions-, im Arbeits- im Liebesbereich etc. und in den dazugehörigen unzähligen Unterbereichen zurechtfinden und verhalten können. *Dazu reicht ein einziges ›Ich‹ nicht aus.* Der moderne Mensch hat daher viele unterschiedliche Identitäten kultiviert, zwischen denen er in seinem Lebensalltag ständig wechselt. Er verfügt über nichts Festes mehr, zu dem er verlässlich ›Ich‹ sagen könnte. Würde er versuchen, sich in der komplexen Gesellschaft auf ein einziges Ich festzulegen, bekäme er alsbald Probleme.

Machen wir den Versuch. Wie weit kommt man ›als Bauer‹ oder ›als Feudaler‹ im Bankenbereich? Keinen Schritt weit, denn dort interessiert nur, ob man kauft oder verkauft. Dort ist man Käufer oder Verkäufer, sonst nichts. Wie weit kommt man ›als Bürger‹ oder ›als Feudaler‹ im Universitätsbereich? Bis zur Pforte, denn dort sind nicht Herkunft, sondern wissenschaftliche Leistungen gefragt. Kann man ›als Handwerker‹ oder ›als Feudaler‹ einen Partner lieben? Natürlich nicht, heute ist man schlicht ein Liebender, der auf die innerlichen Vorgänge des Partners mit Zuwendung reagieren muss.

Bereits dieser kleine Streifzug durch gesellschaftliche Unterbereiche deutet die hohe Flexibilität an, die heute gefordert ist. Dies ist in erster Linie und mit allen Konsequenzen eine *psychische* Flexibilität. Es gibt keine Gruppenidentität mehr, die man übernehmen und an der man sich festhalten kann. Es gehört zu den Merkwürdigkeiten des heutigen Lebens, dass man seine Identität durch Auswahl unter vielen unterschiedlichen Möglichkeiten quasi selbst festlegt und unter Umständen modifiziert.

Beispielsweise kann man im Bereich der Liebesbeziehungen sehr verschieden auftreten. Etwa als ›Ich, der treue Ehepartner‹ im traditionellen Sinn oder als ›Ich, der offene Fremdgeher‹ oder als ›Ich, der heimliche Fremdgeher‹ oder als ›Ich, der Polyamore‹, der zwei oder mehr Partner liebt, oder als ›Ich, der Single mit gelegentlichen Affären‹ oder als jemand, der in Abständen den Partner wechselt, also als ›Ich, der Serielle‹ oder als sonst jemand. Ebenso im Erziehungsbereich. Dort kann man seinen Kindern gegenüber als ›Strenger‹ oder ›Antiautoritärer‹, als ›Partner‹ oder in einer der unzähligen Schattierungen dieser Möglichkeiten auftreten. Gleiches gilt für alle übrigen Lebensbereiche – die möglichen Identitäten sind in ihrer Zahl kaum begrenzt.

Zweifellos ist der heutige Mensch an diese Lebensumstände angepasst und in der Lage, seine Identität an die unterschiedlichen Lebensbereiche, in denen er sich bewegt, und an die unterschiedlichen Lebenslagen, in die er gerät, anzupassen. Aber eines kann er nicht mehr: an einer bestimmten Identität, an einem bestimmten Ich, über einen längeren Zeitraum oder über verschiedene Bereiche hinweg festzuhalten. In dem Fall bekommt er nämlich unweigerlich Probleme.

Beispielsweise kann man im kirchlichen Bereich als »Ich, der Wohltätige« auftreten und eine kleine oder große Spende machen. Wechselt man aber in den Finanzbereich, um eine Investition zu tätigen, kann man unmöglich »Ich, der Wohltätige« bleiben, sonst ist das Vermögen schnell weg. Im Finanzbereich ist man »Ich, der Investor«, also ein egoistischer und kein wohltätiger Mensch. Als Investor wiederum geht man in der Liebe unter, dort ist man »Ich, der Liebende«, also jemand, der nicht mit Gewinn und Verlust spekuliert, sondern der schenkt und beschenkt wird. Sobald das Kalkül ins Liebesspiel gerät, verliert man zuerst das Gefühl, zu lieben, und dann auch das Gefühl, geliebt zu werden. Die einzige Chance, sich in den jeweiligen Lebensbereichen zu behaupten, besteht unter diesen Umständen darin, seine Identität an die dortigen Anforderungen anzupassen.

Die moderne Gesellschaft fordert vom Einzelnen eine enorme psychische Flexibilität. Um sich in ihr zu bewegen, muss man eine Art Identitäts-Chamäleon sein.

Aus den genannten Gründen verfügt jeder Einzelne über einen ganzen Schrank voller Identitäts-Mäntel, und je nach Lage der Dinge schlüpft er in diesen oder jenen Mantel, in diese oder jene Haut, zeigt einmal dieses und dann jenes Gesicht. Der Einzelne trägt unterschiedlichste ›Personen‹ oder ›Charaktere‹ in sich.

Besonders merkwürdig erscheint, dass diese ›Ich‹ nicht viel miteinander zu tun haben. Jedes Ich lebt gewissermaßen in einer eigenen Welt mit ganz eigenen Gesetzen und einer eigenen Logik. Als Investor denke, fühle und handle ich wie ein Investor. Mein Gewinn ist der Verlust der anderen, ich setze auf meinen Sieg und die Niederlage anderer. Als Arbeitskollege denke, fühle und handle ich wie ein Arbeitskollege. Ich muss schon mehr Rücksicht walten lassen. Und als Liebender denke und fühle ich wie ein Liebender. Ich akzeptiere Dinge am Partner, die ich an niemand anders akzeptieren würde, und mute ihm Dinge zu, die ich niemand anders zumuten würde.

Probleme mit der Identität

Die Anzahl möglicher ›Ich‹ scheint unbegrenzt, und es ist faszinierend, wie spielerisch es der Psyche im Normalfall gelingt, den jeweils notwendigen Identitätswechsel zu bewältigen. Allerdings kann man mit der psychischen Flexibilitätsanforderung gehörig ins Schleudern geraten. Das passiert immer dann, wenn man noch in der einen Haut, in dem einen Ich feststeckt, während bereits eine andere Haut gefordert wäre. In solchen Fällen verfestigter Identität stellt man alsbald fest, ein Problem zu bekommen. Dazu ein kleines Beispiel.

Herr Konrad hat in seiner Ursprungsfamilie gelernt, eine ›Ich-stehe-im-Mittelpunkt-Mentalität‹ zu entwickeln, er zeigt sich als ›Ichbezogener‹. Das stellt lange Zeit kein Problem dar, er findet eine Ehepartnerin, die sich auf diese Dominanz einstellt. Auch an der Universität kommt er als ›Ichbezogener‹ weiter als andere, er macht den Doktor mit Auszeichnung. Schließlich landet er in einem Forschungsinstitut, wo er im Team forschender Wissenschaftler arbeiten muss. Jetzt fangen die Probleme mit dem mitgebrachten Mantel an. Die Kollegen reagieren nämlich mit Widerstand und Ablehnung auf den ›Ichbezogenen‹, aber Herr Konrad will und kann nicht aus seiner Haut raus. Nach zwei Jahren ist der Mann ausgegrenzt, keiner will mit ihm zusammenarbeiten, seine wissenschaftlichen Projekte bleiben im Sand stecken, er steht nervlich vor dem Ende. Er hat sozusagen den Überblick über sich verloren und macht sich auf die Suche nach Hilfe.

Der Mann hat psychische Probleme, weil er in unterschiedlichen Umständen ›derselbe‹ ist, statt jeweils ein ›anderer‹ zu sein. Vielleicht ist es ihm problemfrei möglich, zu Hause weiterhin der ›Ichbezogene‹ zu sein, in der Arbeit beißt er auf Granit. Wer sollte und könnte ihm bei dem nötigen Identitätswechsel helfen? In vergangenen Zeiten wäre das Aufgabe von Heilern oder Priestern gewesen. Geht man weiter zurück, in die Zeit der Urgesellschaften, dann waren Schamanen für die psychische Regulation zuständig. Es leuchtet aber ein, dass die heutige komplexe, aus vielen Identitäten bestehende Psyche bei der Lösung ihrer Probleme weder von Heilern noch von Priestern und schon gar nicht von Schamanen wirksam unterstützt werden kann. Diese sind in ihrem Denken zu einfach gestrickt und verfügen nicht über die entsprechenden Mittel, um mit vielfältigen Identitäten umzugehen. Psychotherapeuten hingegen verfügen über spezielle Methoden, sie sind Spezialisten für komplexe und undurchsichtige psychische Vorgänge, und daher fände der ichbezogene Wissenschaftler hier am ehesten Hilfe.

Großer Spielraum für Probleme

Psyche und Gesellschaft hängen untrennbar zusammen. Die moderne Psyche bildet die gesellschaftliche Komplexität in sich ab. Sie ist ebenso fragmentiert wie die Gesellschaft. Dadurch hat sich der Spielraum für psychische Probleme ganz enorm erweitert. Es ist schwer geworden, auf Dauer verlässlich zu wissen, wer ›Ich‹ bin, und zu wissen, als wer Ich wann wem gegenüber, auch mir selbst gegenüber, wie auftreten soll. Die Vielschichtigkeit der Psyche macht es schwer, von sich als einer festen Person zu sprechen oder sich einen verlässlichen Charakter zuzuweisen – mit anderen Worten, sich auf sich selbst (und andere) verlassen zu können. Probleme gehören daher zum Alltag, sie stellen Aufforderungen zu einem Identitätswechsel dar. Hierauf werde ich später noch ausführlich eingehen.

Auf der Suche nach dem Charakter des Herrn Beek

Welche Persönlichkeit oder welchen Charakter hat beispielsweise ein Mann namens Herr Beek? Machen wir uns auf die Suche nach der Person ›Beek‹ und begleiten wir den Mann durch einen beliebigen Tag.

Herr Beek ist auf dem Weg zur Arbeit. Vor dem Firmengebäude gerät er mit einem Autofahrer aneinander, dem er in letzter Sekunde einen Parkplatz wegschnappt. Dem Autofahrer gegenüber zeigt er sich als einen rücksichtslosen Egoisten. Im Aufzug trifft Herr Beek den Geschäftsführer, der nur kurz nickt. Herr Beek grüßt überaus freundlich, er tritt fast unterwürfig auf. Könnte Herr Beek Gedanken lesen, so wüsste er, dass der Firmenleiter ihn als antriebslosen, angepassten und sehr durchschnittlichen Sachbearbeiter kennt. An seinem Arbeitsplatz angekommen, grüßt er die Kollegen, denen er sich als besonnener und verlässlicher Mitarbeiter zeigt. Der attraktiven Servicekraft in der Kantine gegenüber gibt sich Herrn Beek als charmanter, zuvorkommender und humorvoller Mann. Dagegen erhält der Hausmeister, der Herrn Beek bittet, kurz an einem Schrank anzufassen, eine schroffe Abfuhr. Dem Hausmeister gegenüber zeigt sich Herrn Beek als arroganter Angestellter. Bei den Lieferanten seiner Firma gilt er als jemand, der kompromisslos verhandelt. Der Bettler, an dem Herr Beek auf dem Weg nach Hause seit Wochen vorbeiläuft, ohne jemals einen Cent in dessen Mütze zu werfen, kennt ihn als hartherzigen Bürger. Im Bus schaut Herr Beek betreten weg, als zwei ausländerfeindliche Typen eine Türkin beschimpfen. Die Türkin begegnet in Herrn Beek einem Feigling. Kurz vor seiner Haustür weist Herr Beek ziemlich scharf ein Kind zurecht, das eine Bananenschale auf den Boden wirft. Das Kind lernt ihn als autoritären und bedrohlichen Menschen kennen. Ganz anders wird Herr Beek von seiner achtjährigen Tochter wahrgenommen: Er bricht nämlich zum wiederholten Mal sein Versprechen, mit ihr eine Fahrradtour zu unternehmen, und schaltet stattdessen den Fernseher ein, um ein Fußballspiel zu verfolgen. Seine Tochter kennt ihn eher als gleichgültigen und an ihr wenig interessierten Vater. Herrn Beeks Frau wiederum sagt, sie sei mit einem warmherzigen Mann zusammen, der Gott sei Dank mehr Wert auf Innigkeit als auf Sexualität lege. Sie weiß nichts von den kleinen Pornofilmchen, die Herr Beek scheinheilig in seinem Bastelkeller versteckt hat und die ihn als einen Mann ausweisen, der an ungewöhnlichen Sexualpraktiken Gefallen findet. Herr Beek erhält gegen Abend einen Anruf von seinem Bruder, mit dem er in eine Erbstreitigkeit verwickelt ist. Dieser Bruder kennt ihn als gnadenlosen Abzocker. Während er seinem Bruder mit dem Anwalt droht, hält Herr Beek den Hörer zu und bittet seine Frau freundlich, ihm ein Bier aufzumachen. In diesem Moment ist er fast gleichzeitig zwei Herr Beek, ein harter in die eine Richtung und ein freundlicher in die andere.

Wer nun ist Herr Beek? Welche Person stellt er da? Welchen Charakter weist er auf? Ist er ein besonnener, ein verlässlicher, ein egoistischer, ein freundlicher, ein antriebsloser, ein angepasster, ein arroganter, ein kompromissloser, ein hartherziger, ein feiger, ein autoritärer und bedrohlicher, ein gleichgültiger, ein warmherziger, ein scheinheiliger, ein harter oder ein freundlicher Mann? Herr Beek ist das alles und nichts davon. Herr Beek ist ein ganz normaler Mensch, dessen zahllose Verhaltensmöglichkeiten, von denen hier nur wenige angedeutet sind, sich unmöglich unter den Hut *eines* Charakters oder den Mantel *einer* Person bringen lassen. Wer wird Herr Beek unter extremen Bedingungen sein? Beispielsweise in einem plötzlich ausbrechenden Bürgerkrieg? Das weiß niemand, er selbst am allerwenigsten.

Vorerst genügt es festzustellen: Es gibt in der modernen Welt keinen Charakter und keinen Sinn- und Verhaltensmodus mehr, an dem sich durch alle Lebensbereiche hindurch festhalten lässt.

Die Persönlichkeit ist multipel:
Psychische Probleme gehören heute dazu

Man ist nicht mehr einer, sondern viele. Auch die Psyche entspricht einem lebenden Puzzle, das sich ständig in Bewegung und im Umbruch befindet. Daher verwundert es nicht, wenn der Einzelne mitunter psychische Probleme bekommt, die er selbst nicht lösen kann.

Psychische Probleme markieren Verwirrungen im Karussell ständiger Identitätswechsel, sie stellen keinesfalls per se Erkrankungen dar. Vielmehr gehören sie zum Leben in einer immer komplexer werdenden Gesellschaft. Sie gehören zu einer Welt, in der ein Einzelner wiederholt mit der Notwendigkeit konfrontiert ist, sich neu zu orientieren, ja sogar, sich neu zu bestimmen und zu erklären, *wer er* ›momentan‹ oder ›unter diesen Umständen‹ *ist* und *wer er* zukünftig zu sein gedenkt. Psychische Probleme gehören zu einer Welt, die kaum mehr richtig und falsch vorgibt, die unterschiedlichste Lebensformen akzeptiert, die nicht eine, sondern zahlreiche Beziehungsformen toleriert, die den Einzelnen nicht mit verlässlichen Vorgaben versorgt und stattdessen unzählige Lösungen zulässt. Dies sind individuelle Lösungen, die teils unter großen psychischen Spannungen gefunden werden wollen und die nicht für immer gelten, weil sich die inneren und die äußeren Umstände beständig im Umbruch befinden.

Psychische Spannungen werden beispielsweise durch veränderte Lebensumstände ausgelöst. Eine Frau verliert ihre Arbeit, ein Mann bekommt Krebs oder sonst eine schwere Krankheit, ein Kind erleidet einen folgenreichen Unfall, ein Gekündigter entwickelt Lebens- oder Zukunftsängste, ein Ehepartner wird verlassen, ein Angehöriger stirbt, und der Rest der Familie verliert den Boden unter den Füßen, ein erfolgreicher Spekulant erleidet geschäftlich oder beruflich Schiffbruch. Auch innere Umstände können sich verändern. Ein Karrierist kommt sich selbst in die Quere, beispielsweise leidet er unter seinem Ehrgeiz oder seinem Phlegma, jemand anders isoliert sich sozial, ein Angepasster verausgabt sich völlig, um Anerkennung zu erreichen, zwei Partner streiten sich so heftig, dass sie ihre Beziehung oder die Familie gefährden, der Familienvater hat Schulden gemacht und vergräbt sich oder wird aggressiv, eine Frau gerät ständig mit Kolleginnen aneinander und wird gemobbt, ein Liebesuchender findet keinen Partner. Manchmal brechen in späten Lebensphasen längst verheilt geglaubte Wunden auf, und man flüchtet sich in Aktivität und Arbeit, um sich von bedrohlichen Gefühlen abzulenken. Ein Glückssucher entwickelt eine Besessenheit, sei es im Sport oder im Sammeln von Gegenständen, oder ein Überanstrengter verliert den Sinn seines Tuns oder ... die Möglichkeiten, sich in seinen Identitäten zu verheddern, scheinen in den heutigen individualisierten Verhältnissen unendlich vielfältig zu sein.

Hinzu kommt, dass der Einzelne sich selbst überlassen ist und mit vielen psychischen Problemen allein dasteht. Nicht etwa, weil niemand aus seinem Umfeld helfen wollte, sondern vor allem, weil die Lösung eines Problems ebenso individuell zugeschnitten sein muss, wie es die Lebensumstände sind, aus denen das Problem entsteht. Hilfe ist daher nicht von jedermann zu erwarten, und auch der Partner oder die besten Freunde können oft nur gut gemeinte, aber dennoch nutzlose Ratschläge geben.

Allein die Psychotherapie hat sich auf die vielfältigen psychischen Probleme spezialisiert, auf die Probleme mit der Individualität und mit der Identität des Menschen, auf den Umgang mit den psychischen, den vagen Dingen und auf die Suche nach verlorenem Sinn. Das erklärt ihre große Bedeutung, und es erklärt den weiter zunehmenden Bedarf an Psychotherapie.

III

WAS EINE MODERNE PSYCHOTHERAPIE LEISTEN SOLLTE

Welche Merkmale sollte eine Psychotherapie aufweisen, die diesem gesellschaftlichen Auftrag gerecht werden und die mit den psychischen, den vagen Dingen umgehen kann? Als wesentliche Punkte sind hier *Offenheit*, *Bezogenheit* und *Flexibilität* im Umgang mit den Menschen zu nennen. Man sollte diese Merkmale für selbstverständlich halten, das sind sie aber nicht oder zumindest: sie sind es immer weniger.

Offenheit

Offenheit in der Psychotherapie bedeutet in erster Linie, sich nicht auf naturwissenschaftliches Denken einzuengen, also nicht in den Kategorien von Ursache und Wirkung zu denken, so wie Ärzte es tun. Ein Mediziner muss so denken. Er sucht danach, welches Virus oder welche Substanz, welche chemische, biologische oder mechanische Einwirkung einen Leidenszustand bewirkt, um den Patienten dann gezielt behandeln zu können. Der Mediziner geht detektivisch vor, er fasst verschiedene Möglichkeiten ins Auge und schließt einzelne davon solange aus, bis er bei einer möglichst eindeutigen Ursache anlangt. Er bewegt sich von der Weite zahlreicher Möglichkeiten in die Enge einer Diagnose, auf die er sich schließlich festlegt und aus der er seinen Behandlungsplan ableitet. Der Psychotherapeut geht genau umgekehrt vor. Er sucht nicht nach Ursachen, sondern nach Zusammenhängen. Er bewegt sich von der Enge eines Symptoms in der Weite vieler Möglichkeiten. Er legt sich nicht fest, sondern bleibt ganz bewusst vage. Um das zu leisten, ist er auf Offenheit angewiesen. Offenheit bedeutet, *nicht zu wissen*. Offenheit bedeutet, bestenfalls Vermutungen anzustellen, und erfordert die Bereitschaft, diese jederzeit über Bord zu werfen.

Ich möchte den großen Unterschied im Umgang mit Menschen, der zwischen Festlegung und Offenheit, zwischen Ursache und Zusammenhang, zwischen Wissen und Vagheit besteht, anhand eines kleinen Beispiels erläutern.

Ein Mann befindet sich in einem schlechten Zustand. Er sagt, er sei völlig verwirrt, weil seine Partnerin fremdgehe. Er könne nicht schlafen, wache nachts schweißgebadet auf, könne sich nicht auf seine Arbeit konzentrieren und verliere allmählich die Lebenslust. Gleichzeitig nehme er an sich aggressive Impulse wahr, die er manchmal nur schwer kontrollieren könne. Er fantasiere, sich oder jemand anders umzubringen. Er sei seit Monaten in einer schweren Krise und wisse nicht, wie er mit seinen emotionalen Zuständen umgehen solle und wie er sich gegenüber der Partnerin verhalten solle. Soll er sich trennen oder um sie kämpfen?

Was könnte ein naturwissenschaftlich denkender Helfer, beispielsweise ein Arzt oder ein Psychiater, für diesen Menschen tun? Der Arzt würde den Puls untersuchen, die Blutwerte testen und Schlafmittel verschreiben, der Psychiater würde Psychopharmaka zur Beruhigung verabreichen. Diese Interventionen würden zwar den akuten körperlichen und psychischen Zustand des Patienten beeinflussen, aber sein Problem wäre nicht gelöst. Denn wie er mit der Situation und seinen heftigen Gefühlen umgehen soll, ob er sich besser von seiner Partnerin trennt oder um die Beziehung kämpfen soll, das wüsste er längst nicht.

Ein Psychotherapeut würde die Sache anders angehen. Er würde sich mit den Ängsten, Erwartungen und Sehnsüchten dieses Menschen befassen. Er würde erkunden, welche Möglichkeiten ihm zur Verfügung stehen, um mit seinen starken Gefühlen umzugehen. Er würde ihn durch Affekte, durch emotionale Ausbrüche begleiten. Er würde sich mit seiner persönlichen und daher einzigartigen Geschichte befassen. Er würde der Frage nachgehen, wie es zu der geschilderten Entwicklung in der Beziehung kam. Und schließlich und endlich ginge es darum, eine Entscheidung zwischen den beiden Möglichkeiten ›Kampf um den Partner‹ oder ›Trennung‹ zu finden oder vielleicht sogar eine andere, bessere Umgangsweise damit zu entdecken.

Arzt und Psychiater gehen schematisch vor. Das ergibt für den Psychotherapeuten keinen Sinn. Er kann seinem Klienten kein Rezept verschreiben, ja nicht einmal Ratschläge aussprechen, weil damit die Besonderheiten des Falls und der Person, also die Beziehungsgeschichte, der persönliche (emotionale, körperliche) Zustand, die Arbeitssituation, die Lebensvorstellungen, die individuellen Fähigkeiten und anderes Wichtige, unberücksichtigt blieben. Und so größenwahnsinnig, zu glauben, dass sie all diese vagen Faktoren bei Ratschlägen berücksichtigen und genau den richtigen Ratschlag finden, sind Gott sei Dank nur die wenigsten Psychotherapeuten, allerdings gibt es sie.

Fragt man einen Psychotherapeuten nun nach dem richtigen Umgang mit Eifersucht und Angst oder anderen Problemzuständen, kann dieser lediglich sagen: »Es kommt darauf an.« Worauf? Auf den Fall, auf die Umstände, auf die persönliche Verfassung, auf die jeweiligen Erwartungen, auf die momentane psychische Stabilität, auf die individuellen Ressourcen, auf die Reaktion der Umgebung und auf anderes mehr.

Der Unterschied zwischen Festlegung und Offenheit könnte größer kaum sein. Durch die Augen des Arztes oder Psychiaters erscheint eine Depression als ›Stoffwechselstörung des Gehirns‹, die medikamentös zu behandeln ist. So sieht sie zumindest der Psychiater und Direktor des Max-Plank-Instituts für Psychiatrie in München, Florian Holsboer:

> Eine Depression ist eine Stoffwechselstörung im Gehirn, die sich auf unser Befinden und Verhalten auswirkt. Damit ist sie für mich eine organische Krankheit wie Rheuma oder Diabetes oder Parkinson.[5]

Durch die Augen des Psychotherapeuten erscheint die Depression als Erleben eines Menschen, der seine Lage als aussichtslos einschätzt und (konsequenterweise) seine bisherige Lebenslust verliert. Der Arzt ist auf eine Vorgehensweise festgelegt. Der Psychotherapeut kann aus seiner offenen Perspektive heraus Zusammenhänge entdecken und den Kurs nach Belieben verändern. Für den Arzt gibt es Ursachen, für den Psychotherapeuten gibt es nur vage Zusammenhänge.

> In diesem Kontext der Unbestimmtheit, ja, wahrscheinlich sogar der prinzipiellen Unentscheidbarkeit ›wahrer‹ Ursachen, ist die Psychotherapie zu verorten.[6]

Psychotherapie ist auf Offenheit angewiesen, weil sie nicht nach Ursachen, sondern nach Deutungen sucht. Alles psychische Erleben – auch ein psychisches Problem – beruht ausschließlich auf Deutungen. Daher kommt es darauf an, welche Deutung jemand vor dem Hintergrund seiner persönlichen Geschichte und unter konkreten Umständen entwickelt. Diese Sinngebungen fallen je nach Individuum und Lage der Dinge sehr unterschiedlich aus. Was dem einen Angst macht, lässt den anderen kalt. Was der eine verarbeiten kann, wirft einen anderen aus der Bahn. Wobei der eine emotionale oder gar körperliche Symptome entwickelt, zuckt ein anderer bloß mit der Achsel. Warum? Weil er die Lage anders deutet. Der Betroffene auf dem obigen Beispiel deutet das Fremdgehen seiner Partnerin als existenziell bedrohlich und reagiert entsprechend panisch. Natürlich ist sein Überleben nicht objektiv bedroht, sondern er *fühlt* sich bedroht und könnte sich oder anderen im Versuch, emotionale Sicherheit zu finden, schaden, beispielsweise durch eine Eifersuchtstat.

Die Psyche ist ein weites und unüberschaubares Feld. Es gibt in ihr keinen Ort, von dem Störungen ausgehen, es gibt keinen Infektionsherd und keine gebrochenen Knochen. Ursachen sind in der Psyche nicht zu finden, man trifft lediglich auf einen individuell generierten Sinn. Die Kunst der Psychotherapie liegt nun darin, zu anderen Deutungen zu gelangen. Andere Deutungen erzeugen einen anderen Sinn und ermöglichen ein anderes Erleben und Verhalten. Neue Sinngebungen aber schüttelt niemand aus dem Ärmel, sie entstehen auch nicht durch Einsicht oder Verständnis. Sie wollen im Kontakt mit Menschen entwickelt werden und müssen zahllose Umstände mit einbeziehen, etwa emotionale, rationale, körperliche, beziehungsmäßige und soziale Umstände.

Neu- oder Umdeutungen geschehen, indem man die psychischen Zusammenhänge erkundet und die Sinngebungsversuche erkennt und prüft. Oder indem man einen Sinn hinter einem problematischen Erleben vermutet. Der Sinn einer Eifersucht könnte beispielsweise darin liegen, sich zu behaupten, die Wut des Eifersüchtigen könnte genutzt werden, um eine größere Unabhängigkeit zu erlangen. Mit dieser Deutung (oder einer anderen) ginge es für den Betroffenen dann weiter. Der Sinn einer Depression könnte darin liegen, sich zu verweigern. Er würde sich offenbaren, indem man beispielsweise herausfindet, *was* verweigert wird und *wogegen* sich die Verweigerung richtet. So gesehen würde aus der Verweigerung eine Auflehnung gegen die Ansprüche anderer oder gegen verinnerlichte Zwänge, die einem das Leben schwer machen.

Das Gesagte legt nahe, Psychotherapie weniger als Wissenschaft, sondern vielmehr als eine Kunst zu verstehen. Als die Kunst, zu anderen Deutungen zu gelangen, zu Deutungen, mit denen man weiterkommt.

Diese Aussage sollte man allerdings richtig verstehen. Deutungen und die damit verbundenen Identitäten (*Wer* deutet auf diese Weise?) sind robuste Strukturen, die sich nicht willkürlich und nach Lust und Laune, sondern nur mit einigem Aufwand verändern lassen. Mit einem Aufwand, zu dem die Psychotherapie beitragen kann, wenn sie genügend Offenheit aufbringt, um die Dinge lange genug *vage* sein zu lassen. Psychische Zusammenhänge können sich nämlich jeden Augenblick als etwas anderes herausstellen, als sie bisher erschienen. Eine Erinnerung, ein Gefühl, ein Zustand, ein Ziel kann sich im Laufe einer Psychotherapie verändern, es kann sich plötzlich ein neues Bild der Lage ergeben. Daher kann jede Festlegung dem Klienten im Wege stehen, statt ihn auf seinem Weg zu einer neuen Orientierung zu begleiten.

Zur erforderlichen Offenheit der Psychotherapie gehört meines Erachtens auch eine große Umsicht im Umgang mit dem Begriff der Krankheit. Die Bewertung ›psychisch krank‹ erweckt allzu leicht den Eindruck, man könne die Ursache eines psychischen Problems eindeutig benennen. Über solche Gewissheiten verfügt die Psychotherapie jedoch nicht. Daher ist die harte Diagnose ›psychisch krank‹ oder die verschleiernde ›psychisch gestört‹ meist unangemessen. Auch der Umstand, dass jemand leidet, kann nicht als Rechtfertigung für eine Pathologisierung dienen. Sonst wäre jeder, der an einem Verlust, einer Enttäuschung, einem Schicksalsschlag leidet, zugleich psychisch krank. Natürlich kann es Klienten entlasten, wenn bei ihnen eine psychische Erkrankung diagnostiziert wird und sie endlich ›wissen‹, was sie ›haben‹. Aber es kann Betroffene auch belasten, wenn ihre Krise oder Desorientierung zur behandlungsbedürftigen Krankheit erklärt wird. Der für eine Psychotherapie nötigen Offenheit entsprechen die Begriffe ›Krise‹ und ›Begleitung‹ weitaus mehr als die Begriffe ›Krankheit‹ und ›Behandlung‹. Psychotherapeuten benutzen allerdings fast ausschließlich das zweite Begriffspaar.

Bezogenheit

Der Begriff der Begleitung weist auf ein anderes zentrales wichtiges Merkmal einer guten Psychotherapie hin: auf die Bedeutung, die sie dem menschlichen Kontakt und der Kommunikation zwischen Therapeuten und Klienten zuweist.

Wer bei psychischen Problemen Hilfe sucht, der kommt an einem bestimmten Punkt in einem bestimmten Lebensbereich nicht allein weiter. Er kann sich selbst keine anderen, besseren Deutungen und Verhaltensmöglichkeiten erschließen und braucht einen Spezialisten im Erkennen vorhandener und Finden neuer Deutungen und im Erkunden von Verhaltensalternativen. Der offene Psychotherapeut begleitet seinen Klienten nun und vertraut darauf, dass die gemeinsame Erkundung innerer und äußerer Umstände zu Umdeutungen führt und sich damit verbunden der psychische Zustand des Klienten verbessert. Allerdings gilt: Diese Neu- oder Umdeutungen sind *nicht* Ergebnis einer Behandlung, sondern das Ergebnis einer Beziehung.

Einer Beziehung, die dann Früchte trägt, wenn der Klient vom Begleiter einerseits akzeptiert und respektiert, andererseits zugleich auf eine Weise irritiert wird, die sich positiv auswirkt. Psychotherapie muss den Klienten gewissermaßen aus dem Konzept bringen, wenn sie helfen soll. Sie muss das Verhalten, die Überzeugungen, die Gefühle, die Deutungen der Betroffenen irritieren; und so etwas Verwirrendes kann mit guten Ergebnissen nur in einer tragfähigen zwischenmenschlichen Beziehung geschehen.

Solche Irritation kann auf verschiedene Weise wirken. Schon die Zeit und die Aufmerksamkeit, also die reine menschliche Zuwendung, die ein Psychotherapeut für seinen Klienten aufbringt, kann eine Irritation darstellen. Etwa bei Menschen, die sich als wertlos und minderwertig empfinden. Dann widerspricht allein die Tatsache, dass da jemand zuhört und Kontakt hält, der Deutung ›Ich bin wertlos‹ und schafft auf Dauer eine wertschätzende Einstellung zu sich selbst.

Irritation kann auch dadurch entstehen, dass der Begleiter seine Sichtweise neben die des Klienten stellt und so dessen Sichtweise verunsichert. Dann stehen zwei Deutungen im Raum, und die scheinbare Wahrheit, unter der ein Klient leidet, beispielsweise die Überzeugung, dass es im Leben darauf ankäme, nicht anzuecken oder unter allen Umständen durchzuhalten, wird erschüttert. Wenn der Psychotherapeut zudem anbietet, ungewohnte Verhaltensweisen auf kreative Weise auszuprobieren und eine glaubhaft positive Reaktion darauf zeigt, deuten sich realisierbare Alternativen zum bisherigen Erleben und Verhalten an. Irritation kann auch dadurch entstehen, dass der Psychotherapeut Dinge sieht und wahrnimmt, die der Klient bisher nicht wahrgenommen hat. Vier Augen sehen mehr als zwei, vier Ohren hören mehr als zwei, zwei Menschen begegnen sich mit unterschiedlichen Einstellungen und Haltungen, und die vom Therapeuten wahrgenommenen und eingebrachten Informationen sind oft in der Lage, das Bild auch für den Klienten zu verändern.

Irritation ist nötig, aber ob sie geschieht und ob sie positiv greift, ist weniger eine Frage der Technik als eine Frage der Beziehung der beiden Menschen, die sich zur Psychotherapie verabredet haben. Der Beziehung zwischen dem Therapeuten auf der einen Seite, von dem Offenheit und Kreativität verlangt wird, und dem Klienten auf der anderen Seite, der letztlich entscheidet, was er mit den kommunikativen Angeboten seines Begleiters anfängt, ob er sie annimmt oder ablehnt und was er daraus für einen Sinn gewinnt. In der gegenwärtigen Entwicklung gerät die Beziehung allerdings gegenüber der Technik in den Hintergrund, worauf ich später unter dem Stickwort ›Leitlinienbehandlung‹ noch eingehen werde.

Flexibilität

Dass die menschliche Beziehung in der Psychotherapie eine wichtige Rolle spielt, bedeutet nicht, Methoden und Techniken wären nebensächlich. Eine Methode kann, unabhängig von ihrer Qualität, jedoch nur durch die Türen gelangen, die der Klient öffnet. Ist er emotional erreichbar, wirken emotional fokussierende Methoden vielleicht am ehesten. Ist der Klient rational erreichbar, hilft eventuell analytisches Vorgehen dabei, einen Überblick über die Lage zu erhalten. Ist der Klient auf der Verhaltensebene erreichbar, hilft unter Umständen ein Verhaltenstraining. Vielleicht ist er auch auf anderen Wegen, beispielsweise über die Vorstellung oder den Körper, besser zu erreichen. Dann können imaginative oder körperbezogene Methoden unter Umständen gute Ergebnisse bringen.

Doch selbst aus einer bewährten und hilfreichen Methode ergibt sich weder eine allgemeine Gebrauchsanweisung für andere Betroffene noch eine spezielle Gebrauchsanweisung für den betreffenden Klienten. Jeden Augenblick kann sich eine Tür schließen, eine andere Tür öffnen und damit ein unerwarteter Zugang anbieten. Solch einen Zugang bietet der Klient natürlich nur auf der Grundlage einer guten Beziehung an, ansonsten versteckt er ihn. Wenn sich die Tür dann öffnet, ist der Psychotherapeut gehalten, seine Methode an den Klienten anzupassen, anstatt vom Klienten zu erwarten, sich auf die von ihm erlernte Methode einzustellen. Begleitung funktioniert dann, wenn sie dem Betroffenen nichts unterschiebt, nichts vorgibt und nichts auferlegt. Der Psychotherapeut muss letztlich dem Klienten folgen. Dieser gibt den Weg vor, ansonsten wäre der Psychotherapeut kein Begleiter, sondern ein Anführer.

Die Fähigkeit zu solcher Flexibilität hängt unter anderem davon ab, ob der Psychotherapeut sich vorwiegend in einer oder in verschiedenen Methoden auskennt. Methodenvielfalt ist das entsprechende Stichwort. Nicht zufällig sind im Laufe der Jahrzehnte Dutzende psychotherapeutischer Schulen und Methoden entstanden, von denen jede ihre Berechtigung hat. Inzwischen sind in der Richtlinienpsychotherapie allerdings nur noch drei Methoden übrig geblieben. Damit ist die unverzichtbare Flexibilität in den therapeutischen Methoden nicht mehr gewährleistet. Wie sehr dies zutrifft, werden die Schilderungen in den nächsten Abschnitten zu den Themen Klassifizierung, Schematisierung und Ökonomisierung zeigen.

Starke Zweifel an der Entwicklung der Psychotherapie sind angebracht

Halten wir fest: Fasst man das gesellschaftliche Umfeld, die genannten Kriterien einer modernen, an die gesellschaftliche Entwicklung angepassten Psychotherapie und ihre reale Entwicklung ins Auge, dann sind gehörige Zweifel an dem Weg angebracht, den die Psychotherapie gegenwärtig einschlägt.

Um sich in der heutigen Welt zurechtzufinden, entwickelt sich der Mensch zum Individuum, er zeigt multiple Persönlichkeiten und baut polykontexturale psychische Strukturen auf. Bei seinen Wanderungen durch die vielen Ichs produziert jeder Einzelne eigene Probleme. Nicht nur die Menschen sind individualisiert, auch ihre Probleme sind es, daher sollte auch deren Lösung jeweils immer anders aussehen. Die Psychotherapie muss dieser Individualisierung gerecht werden; sie ist der einzige gesellschaftliche Bereich, der dem wachsenden Bedarf an Problemlösung bezüglich der vielfältigen Lebensformen, Umgangsformen, Beziehungsformen und dafür nötigen Identitäten gerecht werden kann. Für Psychotherapeuten ist nichts klar, sondern alles bleibt vage; und dies ist Voraussetzung dafür, einen guten ›Job‹ zu machen.

Doch statt, wie Peter Fuchs es vorschlägt, stolz auszurufen: »Ja, wir sind die Spezialisten für die vagen, die unklaren Dinge«, bricht die Psychotherapie in die entgegengesetzte Richtung auf:

* Statt Offenheit zu propagieren und die Psychotherapie als Kunstfertigkeit zu verteidigen, macht sie sich an die Klassifizierung und Behandlung sogenannter psychischer Krankheiten.
* Statt sich zur Kontextforscherin in individuellen Welten zu erklären, versucht sich die Psychotherapie an der Eroberung, sprich: der wissenschaftlichen Erforschung, der Seele und Unterwerfung der Psyche.

- Statt von Irritation spricht die Schar der Psychotherapeuten von Intervention. Die Psychotherapie erweckt den irrigen Anschein, sie könne in die Psyche ›eingreifen‹, sie ›reparieren‹ und eine aus den Fugen geratene Psyche ›in Ordnung‹ bringen.

- Statt die Beziehung als zentrales Merkmal der Psychotherapie zu behaupten, klassifiziert und schematisiert die Psychotherapie Behandlungsformen nach Störungsbildern und nach bürokratischer Vorschrift.

- Statt Vagheit zu verteidigen, versucht die Psychotherapie, ihre Effektivität in Zahlen und Tabellen zu erfassen, und gibt sich den Anschein einer Wissenschaft.

- Statt Methodenvielfalt zu pflegen, kämpft jede zugelassene Methode gegen andere Methoden, mit dem Ziel, möglichst viel vom großen Topf der Gesundheitsausgaben abzubekommen.

- Statt Psychotherapie zu bleiben, versucht sie, Medizin zu sein.

Offenheit, Bezogenheit und Flexibilität befinden sich in der gegenwärtigen Entwicklung der Psychotherapie auf dem Rückzug. Daher scheinen die Zweifel, dass die Psychotherapie ihrer eigentlichen Aufgabe zukünftig nachkommen kann, mehr als angebracht. Der Psychologe Dr. Wernher P. Sachon schreibt, dass sich ...

... ein verhängnisvoller Trend weitgehend durchgesetzt hat, nämlich die Psychotherapie im Sinne eines medizinischen Behandlungsverfahrens zu definieren. Zunehmende Ökonomisierung, Schematisierung und Entpersonalisierung der Psychotherapie waren die Folge. [Dies sei] bereits in der Legaldefinition von Psychotherapie in § 1 des Psychotherapiegesetzes und durch die Eingliederung der bis dahin unabhängigen Psychotherapie in das Kassen-Medizinsystem und all seinen Institutionen und For-

malien institutionalisiert worden. Seither gibt es störungsspezi-
fische, das heißt personenunabhängige Behandlungsvorgaben.[7]

Die Psychotherapie wird entpersonalisiert, technisiert, bürokra-
tisiert. Wie konnte es zu dieser bedauerlichen Entwicklung kommen? Einer der wichtigsten Gründe hierfür lautet: Die Psychotherapie hat sich unter staatliche Aufsicht begeben. Seither, so
darf man ohne Übertreibung sagen, begibt sie sich auf Abwege.

IV

IM STAATLICHEN AUFTRAG – VON DA AN GING'S BERGAB

Wie konnte aus einer ehemals nicht regulierten Form menschlicher Begleitung eine reglementierte Richtlinientherapie werden? Warum hat sich die Psychotherapie so leicht unter staatliche Aufsicht stellen lassen?

Seit Mitte des letzten Jahrhunderts nahmen die psychischen Störungen und Probleme in so großem Maße zu, dass sie durch betriebliche Fehlzeiten und Frührenten großen volkswirtschaftlichen Schaden anrichteten. Dieser Trend hält an. Wurden im Jahr 2000 noch sechs Prozent der betrieblichen Fehlzeiten durch psychische Erkrankungen verursacht, waren es 2011 schon zwölf Prozent.[8] Die Notwendigkeit psychotherapeutischer Behandlung ließ sich nicht leugnen, diese wurde bis dahin aber kaum in Anspruch genommen, weil die Klienten sie selbst bezahlen mussten. Vom Staat wurde daher gefordert, er solle regulierend eingreifen und einen allgemeinen Anspruch auf psychotherapeutische Behandlung schaffen, der dem Anspruch auf medizinische Behandlung entspricht. Den Psychotherapeuten und auch den Medizinern kam dieses Anliegen natürlich entgegen, verschaffte es ihnen doch zusätzliche Arbeitsmöglichkeiten. Nach vielen Jahren zähen Ringens um Ausbildung und Zulassung von Psychotherapeuten, um die Modalitäten der Kostenübernahme und darum, welche Methode zugelassen werden sollte und welche nicht, wurde die Psychotherapie schließlich per Gesetz reglementiert und in das öffentlich finanzierte medizinische Gesundheitssystem eingegliedert.

Diese Eingliederung sollte sich als Dreh- und Angelpunkt der hier geschilderten fragwürdigen Entwicklung erweisen. Die Psychotherapie wurde nämlich nicht gleichwertig neben die Medizin gestellt, vielmehr musste sie sich an die im Medizinsystem geltenden Regeln und Bestimmungen anpassen, ganz so, als ob es keinen unvereinbaren Unterschied zwischen den beiden Disziplinen gäbe. Im Laufe der Jahre wurde eine am Medizinsystem orientierte umfangreiche Patientenverwaltung etabliert, welche die Psychotherapie berechenbar, verlässlich, nachprüfbar, planbar und ihren Kostenaufwand kontrollierbar machen sollte.

Eine derartige Etablierung im Gesundheitssystem erscheint auf den ersten Blick vernünftig und vermittelt das gute Gefühl, in der psychotherapeutischen Behandlung wäre ein gewisser Qualitätsstandard gesichert. Auf den zweiten Blick sieht die Angelegenheit dann weniger rosig aus. Denn staatliche Etablierung bedeutet auch, Teil eines bürokratischen Verwaltungssystems aus Gesetzen, Ausschüssen, Ministerien, Krankenkassen, kassenärztlichen Vereinigungen, Lobbyisten und Berufsverbänden zu sein. Teil eines Systems unterschiedlicher Interessen, in das sich die Psychotherapie einordnen, ja dem sie sich regelrecht *unterordnen* muss.

Was ist schon dabei, könnte man fragen. Dieses Schicksal musste auch die Medizin hinnehmen. Das ist richtig. Aber erstens ergibt das bei der Medizin, wie ich bereits ausgeführt habe, teilweise Sinn, weil sie nicht mit vagen psychischen Dingen, sondern mit klassifizierbaren körperlichen Sachverhalten umgeht. Zweitens zeigt gerade das Medizinsystem, zu welchen verheerenden Fehlentwicklungen und unglaublichen Kostensteigerungen die staatliche Verwaltung und der Einfluss der Lobbyisten führen. Und drittens wird die Psychotherapie mit Pflichten belastet, die es ihr schwer machen, ihren Auftrag zu erfüllen, weil sie die im vorigen Abschnitt geschilderte Offenheit, Bezogenheit und Flexibilität zunehmend einschränken.

Meine These lautet deshalb: Seit die Psychotherapie nicht im allgemein gesellschaftlichen, sondern im besonderen *staatlichen* Auftrag arbeitet, geht es mit ihr bergab. Denn seither wird sie in den bürokratischen und ökonomischen Schwitzkasten genommen. Diese These gilt es nun zu untermauern. Schauen wir uns dazu die einzelnen Punkte der Patientenverwaltung etwas genauer an, um dabei auf problematische Folgen staatlicher Reglementierung hinzuweisen.

Die Patientenverwaltung besteht aus den folgenden Bestandteilen:

* dem Psychotherapiegesetz,
* der Richtlinientherapie,
* der Klassifizierungspflicht,
* dem Gutachtenverfahren,
* dem Dokumentationszwang,
* dem Qualitätsmanagement,
* der Effektivitätskontrolle,
* der Leitlinien-Behandlung.

Das Psychotherapiegesetz

Im Jahr 1999 wurde die Psychotherapie durch das Psychotherapeutengesetz geregelt. In den Jahren zuvor hatte es bereits Ansätze zu einer solchen Reglementierung und zur Eingliederung der Psychotherapie in die gesetzliche Krankenversorgung gegeben, aber erst mit dem Psychotherapeutengesetz wurde die Sache unter Dach und Fach gebracht. Bis dahin konnte im Grunde jeder eine Psychotherapie anbieten und sich Therapeut nennen. Das Gesetz schützt nun den Begriff Psychotherapie und legt fest, dass nur staatlich anerkannte Therapeuten, also ärztliche und psychologische Psychotherapeuten oder Psychiater und Heilpraktiker mit Zusatzprüfung, eine psychotherapeutische Behandlung vornehmen und ein Heilversprechen abgeben dürfen. Des Weiteren sind im Gesetz die Voraussetzungen zum Erwerb der Approbation festgelegt. Zugangsvoraussetzung zur Approbation als Psychologischer Psychotherapeut ist ein abgeschlossenes Studium der Psychologie, das das Fach ›Klinische Psychologie‹ einschließt, sowie eine Ausbildung in einem anerkannten Therapieverfahren entsprechend der Psychotherapierichtlinie, die mit einer Prüfung abgeschlossen wird. Weiterhin ist der angehende Psychotherapeut verpflichtet, 1800 Stunden in einer psychotherapeutischen Einrichtung zu absolvieren. Seit dieser gesetzlichen Regelung sind die gesetzlichen Kassen verpflichtet, psychische Behandlungen sicherzustellen und die Kosten einer notwendigen Behandlung zu tragen.

Behandlungsmonopole durch Richtlinientherapie

Das Gesetz hat die Psychotherapierichtlinie eingeführt. Nach dieser Vorschrift dürfen nur sogenannte wissenschaftlich anerkannte Methoden angewendet werden. Welche Methode als wissenschaftlich gilt, legt der Gemeinsame Bundesausschuss (G-BA, das dafür zuständige Beschlussgremium) fest. Auf Beschluss dieses Gremiums sind in Deutschland nur noch drei Methoden in der Psychotherapie zulässig. Es sind dies die Psychoanalyse, die tiefenpsychologische Psychotherapie und die Verhaltenstherapie.

Bis 1999 hatten Gesetzgeber und die Wissenschaft, die letztlich für die wissenschaftliche Anerkennung einer Methode sorgen soll, die Finger weitgehend von der Psychotherapie gelassen. Noch Anfang der 1970er-Jahre gab es außer dem einen oder anderen Seminar, in dem man einen Schein für Gesprächstherapie oder für Verhaltenstherapie erwerben konnte, an den Universitäten kaum therapeutische Angebote. Wer nach dem Psychologiestudium nicht in die Forschung oder die Wirtschaft, sondern in eine therapeutische Richtung gehen wollte, der musste sich in einer der Methoden fortbilden, die auf dem freien Markt angeboten wurden.

Dieser unregulierte Therapiemarkt ermöglichte eine außerordentliche Methodenvielfalt, die etliche Jahrzehnte Bestand hatte. Auch dann noch, als die Universitäten sich der Psychotherapie mehr und mehr annahmen.

Zudem hatte sich im Laufe der Jahre gezeigt, dass keine Methode die allein selig machende war. Das schadete nicht weiter, schließlich gab es genügend andere Methoden, die man testen konnte. Der Markt bestand nicht aus wenigen ›zugelassenen‹ Methoden, sondern war ein offener Therapie- und Selbsterfahrungsmarkt, auf dem die unterschiedlichsten Ansätze miteinander konkurrierten: Primärtherapie, Gesprächstherapie, Verhaltenstherapie, Bioenergetik, verschiedene Formen der Körpertherapie, Gestalttherapie, Psychodrama, Atemtherapie, verschiedene Richtungen der Psychoanalyse, prozessorientierte Therapie und Dutzende andere Ansätze. Später kamen positive Psychologie, Focusing, EMDR (Augenbewegungs-Desensibilisierung und Wiederaufarbeitung), Traumatherapie, die systemische Therapie etc. hinzu.

Diese psychotherapeutische Methodenvielfalt wurde mit der Einführung des Psychotherapiegesetzes schlagartig beendet. Dazu genügte es, nur die genannten drei Methoden zur Kostenerstattung zulassen. Verständlicherweise nahmen die meisten Klienten fortan die Kassenleistung Psychotherapie in

Anspruch und mieden freie Praxen, in denen zwar vielfältige Methoden angeboten wurden, für die man jedoch selbst zahlen musste.

In den ersten Jahren nach Inkrafttreten des Psychotherapiegesetzes herrschte eine für Patienten segensreiche Konfusion. Therapeuten der unterschiedlichsten Richtungen wollten zum privilegierten Kreis der Abrechnungsberechtigten gehören und beeilten sich, die eiligst zusammengeschusterten Zulassungsbestimmungen zu erfüllen. Solange sie ihre Zulassungspapiere nicht beisammen hatten, konnten sie einige Jahre im ›Übergangsverfahren‹ behandeln. Patienten wurden in diesem Chaos irgendwie behandelt, jeder Therapeut ging nach eigenem Gusto vor. Den Patienten hat diese Methodenvielfalt keineswegs geschadet, ganz im Gegenteil sorgte das für eine gewisse Flexibilität im Feld der Psychotherapie.

Im Laufe der relativ wenigen Jahre, die seit Einführung es Psychotherapiegesetzes vergangen sind, hat das Gesundheitssystem seine Kontrolle über die Therapeuten, die Methoden und die abrechnungsfähigen Verfahren jedoch langsam, aber sicher verschärft. Heute befinden sich sogar die drei verbliebenen Methoden in einem Rechtfertigungskampf und in einem Verdrängungswettbewerb miteinander. Man kann sich vorstellen, dass der Bundesausschuss und andere mit der Zulassung von Methoden befasste Gremien ein Tummelplatz von Lobbyisten geworden sind, nicht zuletzt von Lobbyisten der Pharmaindustrie, worauf ich im sechsten Kapitel unter dem Begriff ›Scheinobjektivität‹ näher eingehen werde.

Wir werden hier Zeuge eines Prozesses, der das Ende der Methodenvielfalt herbeiführt, einer Vielfalt, aus der die moderne Psychotherapie entstanden ist. Die Reduzierung der Methoden wird aber nicht nur durch Gesetze und Vorschriften, sondern auch von der Psychotherapie selbst betrieben. Da die Gesundheitsausgaben gedeckelt sind, kann eine Methode ihren Einfluss und das Einkommen ihrer Vertreter nur auf Kosten anderer Methoden sichern und mehren. Der folgende Kasten zeigt einen kleinen, aber vielsagenden Ausschnitt des dort herrschenden Hauens und Stechens.

Hauen und Stechen unter Fachleuten

Der G-BA (der Gemeinsame Bundesausschuss), der darüber bestimmt, ob ein Psychotherapieverfahren zugelassen wird oder nicht, hat 2008 festgestellt: »Die Gesprächspsychotherapie ist ... als Verfahren zu führen, das die Erfordernisse der Psychotherapie-Richtlinen *nicht* erfüllt.« Der GBA begründet seine Entscheidung u. a. so: Die »eklektizistische Methodenvielfalt widerspricht dem Prinzip einer in sich konsistenten Definition eines Verfahrens«.

Man wirft der Gesprächstherapie also vor, dass sie ihre Methoden zusammengesucht hat und über kein in sich geschlossenes Theoriegebäude verfügt, wie es das Psychotherapiegesetz verlangt. Für diese Begründung wurde eine Stellungnahme eines Verbandes der Verhaltenstherapie, also einer konkurrierenden Methode, herangezogen. Das ist insofern absurd, als die Verhaltenstherapieverbände in ihrer offiziellen Dokumentation für den Wissenschaftlichen Beirat Psychotherapie ihre eigene Methode wie folgt beschrieben: »Bei der Verhaltenstherapie handelt es sich nicht um ein homogenes Verfahren, sondern um eine Gruppe von Interventionsmethoden.« Beide Methoden sind demnach eklektizistisch, die eine darf es sein, die andere aber nicht. Wie soll man das anders nennen als Willkür durch Verbands- und Interessenpolitik?[9]

Generell gilt: Wer die besten Forschungsergebnisse vorweisen kann, hat in diesem Rennen die besten Karten. Und da die Verhaltenstherapie traditionell den besten Draht zu den Universitäten hat und sich am ehesten als ›wissenschaftlich‹ darstellen kann, sieht es gegenwärtig so aus, dass sie auf Dauer das Rennen machen und womöglich als einzige Methode übrig bleiben wird. Schon jetzt finden die meisten Ausbildungen im verhaltenstherapeutischen Bereich statt, und seit geraumer Zeit versucht die Verhaltenstherapie, ihre offensichtlichen Lücken in der theoretischen Fundierung zu schließen, indem sie auch Bestandteile anderer Methoden integriert. Methodenklau ist im Bereich der Psychotherapie zwar grundsätzlich zu begrüßen. Man muss sich allerdings klarmachen, dass die Methoden, deren sich die Verhaltenstherapie bedient, meist außerhalb von Universitäten oder staatlichen Institutionen entstanden sind. Wo soll sich die etablierte Psychotherapie zukünftig anregen lassen, wenn andere Methoden vom Markt verschwunden sind und durch das Behandlungsmonopol eine Einheitspsychotherapie entstanden ist?

Weit ist die Psychotherapie von einem solchen Monopol nicht mehr entfernt. Beispielsweise sind Psychotherapeuten zu regelmäßiger Fortbildung verpflichtet. Das ist im Ansatz zu begrüßen, aber diese Verpflichtung ist strikt an zugelassene Verfahren gekoppelt, und die Psychotherapeutenkammern wachen eifersüchtig darüber, dass nur Fortbildungen stattfinden, die ihren Richtlinien entsprechen. Diese Praxis eröffnet den etablierten Methoden und Ausbildungsinstituten die Möglichkeit, neue Ansätze von der Psychotherapie fernzuhalten. Fortbildung im psychotherapeutischen Bereich ist ein gutes Geschäft geworden. Wer die Berechtigung dazu erworben hat, andere in einer zugelassenen Methode aus- und fortzubilden, kann mit vollen Seminaren und gutem Umsatz rechnen. Für die Auszubildenden bedeutet dies vor allem: Anpassungsdruck. Dieser entsteht aus fehlender Konkurrenz und führt dann zu erstarrten Verhältnissen, zu Hierarchie und Willkür und schrumpfender Kreativität und Offenheit.

Wer nun glaubt, die Zulassungskontrolle der Methoden sei unerlässlich, der muss die österreichische Lösung für glatten Wahnsinn halten. Dort sind 22 (!) Methoden zur Psychotherapie zugelassen, nämlich:

Analytische Psychologie, Gruppenpsychoanalyse, Individualanalyse, Psychoanalyse, Autogene Psychotherapie, Daseinsanalyse, Dynamische Gruppenpsychotherapie, Hypnosepsychotherapie, Katathym-imaginative Psychotherapie, Konzentrative Bewegungstherapie, Transaktionsanalytische Psychotherapie, Existenzanalyse, Existenzanalyse und Logotherapie, Gestalttheoretische Psychotherapie, Integrative Gestalttherapie, Klientenzentrierte Psychotherapie, Integrative Therapie, Personenzentrierte Psychotherapie, Psychodrama, Neuro-Linguistische-Psychotherapie, Systemische Familientherapie, Verhaltenstherapie.

Dass den Österreichern diese Vielfalt schadet, dass sie psychotherapeutisch schlecht oder falsch behandelt würden, davon hört man nichts. Was den Österreichern zudem erspart bleibt, ist eine aufwendige Diagnostik, wie sie hierzulande gefordert ist.

Klassifizierung durch Diagnosen

Wer hierzulande psychische Probleme erleidet, kann sich nicht einfach so in eine psychotherapeutische Behandlung begeben. Anders als ein Arzt, der einen Patienten ohne besondere Erlaubnis behandeln kann, muss sich der Psychotherapeut eine Behandlung vorweg genehmigen lassen. Der Klient geht also zum Psychotherapeuten, der seine Daten aufnimmt und seine Symptome aufschreibt, dann schickt er den Klienten zum Arzt, damit dieser bescheinigt, dass seine Symptome keine körperlichen Ursachen haben. Anschließend beantragt der Psychotherapeut die Kostenübernahme bei der Krankenkasse und setzt damit einen langwierigen Prozess der Patientenverwaltung in Gang. Damit eine Psychotherapie verordnet werden kann, muss vorher laut Gesetz die »Feststellung, Heilung oder Linderung von Störungen mit Krankheitswert, bei denen Psychotherapie indiziert ist«, erfolgen. Bevor die Kasse die Kostenübernahme gewährt, muss daher der Nachweis erbracht werden, dass ein Patient psychisch krank und dass seine Behandlung aussichtsreich ist. Die erste Pflicht der Patientenverwaltung besteht deshalb darin, eine anerkannte Störungen festzustellen. Alle Störungen körperlicher und psychischer Art sind im sogenannten *ICD-10 (International Classification of Diseases)* aufgeführt. Dieses Werk zur »Internationalen Klassifizierung von Krankheiten«, von dem es jeweils nationale Ausgaben gibt, wird von der WHO, der Weltgesundheitsorganisation, herausgegeben, und jeder Psychotherapeut muss sich bei seinen Diagnosen daran halten.

Die Klassifizierung *körperlicher* Erkrankungen durch den *ICD-10* scheint noch sinnvoll. Schließlich ist ein Asthma weltweit ein Asthma, ob in Europa oder Asien oder Afrika, und seine Behandlung folgt den gleichen medizinischen Standards. Ob man allerdings *psychische* Störungen auf vergleichbare Weise einordnen kann, das ist mehr als zweifelhaft.

So stuft die WHO beispielsweise die Transsexualität[10] unter dem Begriff ›Geschlechtsidentitätsstörung‹ als eine psychische Störung = Krankheit ein. In Frankreich allerdings gilt diese Pathologisierung nicht, dort darf sich ein Transsexueller als psychisch gesund betrachten. Als die WHO 1992 Homosexualität als sexuelle Störung aus dem *ICD-10* herausnahm, geschah eine weltweite Wunderheilung. Millionen Schwule und Lesben gesundeten psychisch per Verordnung. Diese Beispiele zeigen: Was als gesund oder krankhaft eingeordnet wird, hängt in hohem Maße von der jeweiligen Kultur und dem herrschenden Rechtssystem ab. Man wagt nicht sich vorzustellen, welche psychischen

Krankheiten klassifiziert würden, wenn christlich oder islamistisch-fundamentalistisch dominierte Länder mehr Einfluss in der WHO bekämen. Gälte dann Sex vor der Ehe als »abnormales sexuelles Verlangen«? Würde der Wunsch von Frauen nach Gleichberechtigung als »antisoziale Störung« betrachtet?

Der *ICD-10* kennzeichnete anfangs körperliche Erkrankungen, erst später wurden die psychischen Krankheiten in das Regelwerk einbezogen. Doch was soll man unter einer psychischen Krankheit eigentlich verstehen?

Allgemein werden vier Grundmerkmale für eine psychische Störung aufgeführt. Diese lauten Devianz (Abweichung von der Norm), Leidensdruck, Beeinträchtigung und Gefährdung. Wenn jemand in seinem Erleben und Verhalten von der Norm (vom Durchschnitt) abweicht, wenn er unter Leidensdruck steht, wenn seine Fähigkeit, den Alltag zu bewältigen, eingeschränkt ist und wenn er sich oder andere gefährden könnte, dann ist von einer behandlungsbedürftigen psychischen Störung auszugehen. Um welche konkrete Störung es sich handelt, das beschreibt der *ICD-10* in seinen Ziffern, in denen die jeweiligen Merkmale beschrieben sind. Allerdings müssen nicht alle der dort aufgeführten Kriterien erfüllt sein, sondern nur einzelne. Bei dieser Vorgehensweise bleibt es relativ schwammig, was unter einer psychischen Störung zu verstehen ist.

Betrachten wir die Beschreibung einer narzisstischen Persönlichkeitsstörung nach einer *ICD-10*-Ziffer (siehe Kasten S. 68). Diese Störung umfasst neun spezifische Kriterien, von denen fünf erfüllt sein müssen, damit jemand mit dem Etikett der narzisstischen Persönlichkeitsstörung versehen werden kann. Bei genauem Hinsehen erweckt die *ICD-10*-Beschreibung den Eindruck, als wären nicht nur unzählige Unternehmer, Popstars und Politiker von einer narzisstischen Persönlichkeitsstörung betroffen, nicht nur aus der Reihe fallende Leute wie der ehemalige Bundespräsident Christian Wulff, der Freiherr Karl-Theodor zu Guttenberg oder Dieter Bohlen. Es scheint, als habe die Gesellschaft die narzisstische Persönlichkeitsstörung zum Leitbild für den erfolgreichen Menschen auserkoren. Offenbar können aus Psychologensicht breite Bevölkerungsteile von dieser Störung betroffen sein, ohne davon zu wissen und ohne sich gestört zu fühlen.

Die narzisstische Persönlichkeitsstörung nach ICD-10 F60.80

A. Die allgemeinen Kriterien für eine Persönlichkeitsstörung (F60) müssen erfüllt sein.

B. Mindestens fünf der folgenden Merkmale:

1. Größengefühle in Bezug auf die eigene Bedeutung (z. B. die Betroffenen übertreiben ihre Leistungen und Talente, erwarten, ohne angemessene Leistungen als bedeutend angesehen zu werden);
2. Beschäftigung mit Fantasien über unbegrenzten Erfolg, Macht, Glanz, Schönheit oder ideale Liebe;
3. Überzeugungen, »besonders« und einmalig zu sein und nur von anderen besonderen Menschen oder solchen mit hohem Status (oder von entsprechenden Institutionen) verstanden zu werden oder mit diesen zusammen sein zu können;
4. Bedürfnis nach übermäßiger Bewunderung;
5. Anspruchshaltung; unbegründete Erwartungen besonders günstiger Behandlungen oder automatische Erfüllung von Erwartungen;
6. Ausnutzung von zwischenmenschlichen Beziehungen, Übervorteilung anderer Menschen, um eigene Ziele zu erreichen;
7. Mangel an Empathie; Ablehnung, Gefühle und Bedürfnisse anderer anzuerkennen oder sich mit ihnen zu identifizieren;
8. häufiger Neid auf andere oder Überzeugungen, andere seien neidisch auf die Betroffenen;
9. arrogante, hochmütige Verhaltensweisen und Attitüden.

Solche allgemeinen und relativ schwammigen Störungsbeschreibungen finden sich im *ICD-10* zuhauf. Sie sind vor allem deshalb schwammig, weil sie eine Auswahl zwischen verschiedenen Symptomen zulassen. Interessanterweise verwenden Ärzte solche Auswahlkriterien zur Diagnose von Krankheiten, die sich nicht klar diagnostizieren lassen, weil ihnen keine Ursache zuzuordnen ist. Etwa bei Lupus Erythematodes. Diese Autoimmunkrankheit wird diagnostiziert, wenn von elf Symptomen vier zutreffen. Niemand weiß in dem Fall, ob der Patient tatsächlich Lupus Erythematodes hat, aber es erscheint so, und der Arzt kann mit der Behandlung loslegen, wobei er mehr im Dunkel als im Hellen stochert.

Diagnosen aufgrund solcher Auswahlkriterien sind zwangsläufig vage. Ihre Unklarheit mag man vielen Diagnosen psychischer Störungen nicht vorwerfen, aber dass sie krampfhaft den Eindruck von Objektivität hervorrufen, dass sollte man ihnen vorwerfen. Vor der Diagnose erscheint alles vage, danach erscheint es klar, obwohl es vage bleibt. Für diese Scheinklarheit sind Behandler und Patienten gleichermaßen dankbar. Behandler, weil sie jetzt ›wissen‹, was zu tun ist, und Patienten, weil es ihnen leichterfällt, etwas Klares zu ›haben‹ als etwas Unklares.

Doch gerade bei psychischen Störungen sind Diagnosen meist mehr als fragwürdig. Sie werden in einem kurzen, knapp 45-minütigen Gespräch mit dem Patienten entworfen. In dieser kurzen Zeit bildet sich der Psychiater oder Psychotherapeut ein Urteil, das zutiefst subjektiv ist und an dem er in der Folge meist festhält und auf das er seinen Patienten festlegt.

Wie fragwürdig das psychische Diagnosesystem ist, zeigte sich schon 1976 durch die Veröffentlichung eines spektakulären Experiments, das David Rosenhan, Professor für. Psychologie an der Standford-University, durchgeführt hatte.

Das Rosenhan-Experiment

Das Rosenhan-Experiment[11] war eine Untersuchung zur Zuverlässigkeit von psychiatrischen Diagnosen, die 1973 unter dem Titel »On Being Sane in Insane Places« im *Science*-Magazin veröffentlicht wurde. Die Studie bestand aus zwei Teilen. Im ersten hatten sich geistig gesunde Menschen heimlich unter Vorspiegelung von Halluzinationen in psychiatrische Anstalten einweisen lassen, um die Reaktionen der Krankenhäuser zu überprüfen. Der zweite Teil verlief genau umgekehrt, dort wurde behauptet, man werde »Pseudopatienten« in einige psychiatrische Anstalten einschleusen, ohne dies jedoch zu tun.

Bei dem Experiment mit Pseudopatienten meldeten sich acht unterschiedliche Personen bei insgesamt zwölf psychiatrischen Anstalten an und behaupteten bei der Aufnahmeuntersuchung, sie hätten Stimmen gehört. Nachdem sie in die jeweilige Klinik aufgenommen worden waren, verhielten sie sich wieder völlig normal. Jede der Testpersonen wurde aufgenommen, bei elf Anmeldungen wurde eine Schizophrenie diagnostiziert, bei einer eine manisch depressive Psychose. Keine der Testperson wurde von den Psychiatern als gesund erkannt. Da die Testpersonen während des Klinikaufenthalts aber keine Symptome mehr zeigten, wurden sie schließlich nach durchschnittlich 19 Tagen (in einem Fall sogar 52 Tagen) entlassen, allerdings nicht als geheilt, sondern als symptomfrei. Den Testpersonen wurden insgesamt 2100 Tabletten sehr verschiedener Medikamente verabreicht, die diese jedoch heimlich entsorgten. Sie protokollierten alle Ereignisse genauestens – erst heimlich und später öffentlich, weil es niemand beachtete. In den Protokollen der Anstalten wurde so etwas normalerweise als ›pathologisches Schreibverhalten‹ aufgeführt. Anders als die Psychiater erkannten die übrigen Patienten rasch, dass es sich bei den Testpersonen nicht um ›richtige Kranke‹ handelte.

Bei einem nachfolgenden Experiment wurde einem Institut, das nach Bekanntgabe der Ergebnisse des ersten Experiments stolz behauptet hatte, bei ihm könne so etwas nicht passieren, mitgeteilt, dass innerhalb von drei Monaten einige Pseudopatienten zu ihm kämen; das Institut solle daher alle Patienten nach ihrer Wahrscheinlichkeit, Pseudopatienten zu sein, bewerten. Während dieser drei Monate wurden in der besagten Einrichtung 193 Patienten aufgenommen, 41 davon wurden für Testpersonen gehalten. Weitere 42 wurden als verdächtig eingestuft. Das Unglaubliche daran: Es waren überhaupt keine Pseudopatienten entsandt worden.

Dieses spektakuläre Experiment zeigt, wie subjektiv und unwissenschaftlich psychotherapeutische und psychiatrische Diagnosen sind. Es hängt hauptsächlich von der Erwartung und vom Urteil des diagnostizierenden Psychologen ab, ob er jemanden für krank oder gesund hält. Von den 193 Patienten der Testklinik (die nicht wusste, dass gar keine Testpatienten kamen) wurden 41 für Simulanten gehalten und 42 für der Simulation verdächtig, und zwar nur deshalb, weil die Psychologen vorgewarnt waren. Ohne diese Warnung hätten die gleichen Leute als schizophren oder psychotisch gegolten und wären entsprechend behandelt worden, nicht zuletzt medikamentös.

Sie glauben, das alles sei lange her und könnte heute nicht mehr geschehen? Dass das Rosenhan-Experiment auch hierzulande problemlos gelingen würde, zeigte der Fall des Hochstaplers Gert Postel. Er besuchte eine Hauptschule und absolvierte eine Ausbildung zum Postboten. 1995 schlich er sich in Zschadraß bei Leipzig als Oberarzt in eine Fachklinik für Psychiatrie ein. Dort wirkte er eineinhalb Jahre lang erfolgreich, behandelte Patienten, schrieb Gutachten und hielt Vorträge vor Kollegen. Auf einem solchen Vortrag vor 120 Ärzten erfand er die Diagnose »Bipolare Depression 3. Grades«, ohne dass jemand stutzig wurde oder nachfragte. Als er 1997 zufällig entdeckt wurde, weil in seinem verlorenen Portemonnaie zwei unterschiedliche Ausweise steckten, platzten seine ins Auge gefasste Berufung auf eine C-3-Professur und die Ernennung zum Chefarzt und Klinikdirektor im Sächsischen Krankenhaus für Psychiatrie und Neurologie Arnsdorf. Postel behauptete übrigens später, er habe die Psychiatrie bloßstellen wollen, weil seine Mutter an einer Depression gelitten habe, jedoch falsch behandelt worden und letztlich deswegen gestorben sei.

Das Rosenhan-Experiment und die Postel-Posse haben auch heute nicht an Aussagekraft verloren, ganz im Gegenteil stellt sich die Situation ob der Ziffernschwemme der letzten Jahre heute noch unklarer dar. Mittlerweile können Psychotherapeuten zwischen Hunderten von Diagnosen wählen, von denen einige immer passen. Der vom System auferlegte Zwang, unter den Bedingungen psychischer Vagheit zu klaren Diagnosen zu kommen, bringt Absurditäten hervor, die mit dem normalen Menschenverstand kaum nachvollziehbar sind.

Betrachten wir dazu ein kleines Beispiel, das der Schweizer Sexualtherapeut Klaus Heer liefert. Er kritisiert auf einer großen Fortbildungsveranstaltung für Psychotherapeuten[12] in sehr zutreffender Weise die fortschreitende Klassifizierung sexueller Verhältnisse am Beispiel der kassenpflichtigen Leistungsgruppe F52.0 des *ICD-10*. Die dort formulierte Diagnose lautet »Mangel oder Verlust an sexuellem Verlangen«. Diagnostische Kriterien für diese sexuelle Störung sind danach folgende:

1. Der Mangel oder der Verlust sexuellen Verlangens äußert sich in einer Verminderung von Suchen nach sexuellen Reizen, von Denken an Sex mit dem entsprechenden Wunsch oder Verlangen und von sexuellen Fantasien.

Gesund zu sein bedeutet nach dieser Definition, sexuelle Reize zu suchen und sexuelle Wünsche und Fantasien zu haben. Klaus Heer merkt dazu treffend an: »Sexuell in Ordnung bin ich, wenn ich ausreichend Sex im Kopf habe. Was ausreichend ist, legen die Beamten bei der WHO fest.« Mehr noch. Nach dieser Ziffer bekämen der Papst und seine Kardinäle, Bischöfe und Priester sofort eine Psychotherapie verschrieben. Und nicht nur Nonnen und ältere Menschen gelten danach als behandlungsbedürftig, sondern auch asexuelle und überhaupt die meisten der Paare, die sich in Langzeitbeziehungen aufhalten. Diese legen nämlich keinen besonders hohen Wert auf Sexualität und sind froh, wenn sie vom Begehren nicht allzu sehr gequält werden.

Die diagnostischen Kriterien halten zusätzlich noch eine quantitative Festschreibung des Problems bereit:

2. Der Mangel an Interesse, sexuelle Aktivitäten entweder mit einem Partner oder für sich allein als Masturbation zu beginnen, führt zu einer eindeutig niedrigeren Häufigkeit, als unter Berücksichtigung des Alters und der Umstände zu erwarten wäre, oder die Häufigkeit ist im Gegensatz zu früher deutlich gesunken.

Nun mag man streiten, wer die Umstände und das Alter bewertet und auf welche Weise er das tut; fest steht, dass in allen Beziehungen das Interesse an sexuellen Aktivitäten mit der Zeit deutlich abnimmt. Interessant ist aber in jedem Fall die Reaktion der mehr als eintausend Therapeuten, die im Publikum sitzen. Sie lauschen dem Vortrag, lachen befreit und applaudieren begeistert. Sie kennen die Absurdität der Ziffern, sie leiden selbst darunter. Dennoch werden sie sich beim nächsten Patienten auf genau solche Klassifizierungen berufen (müssen), um eine Therapie ›durchzubekommen‹, wie es im Therapeutenjargon heißt. Professor Iver Hand meint dazu:

Das System lässt sich leider auch dazu missbrauchen, in die Ziffern hineinzudiagnostizieren. Man kann immer eine Störung aus dem Hut ziehen, um eine Verlängerung durchzubekommen. Dagegen kann man nur angehen, indem man die Psychotherapierichtlinien enger auslegt, und das birgt wieder andere Risiken: z. B., dass zu viele einengende Regeln und deren Kontrolle die im Einzelfall erforderliche Kreativität verkümmern oder die Kommunikation zwischen Therapeut und Gutachter unoffen werden lassen.[13]

Schon diese wenigen Beispiele zeigen, dass Zweifel an Klassifizierungen psychischer Zustände angebracht sind. Solche Zweifel werden auch von anderen Psychotherapeuten geäußert, beispielsweise von Prof. Dr. Stavros Mentzos, einem der führenden deutschen Psychoanalytiker.

In den inzwischen weltweit eingeführten klassifikatorischen Systemen von ICD-10 und DSM-IV werden alle Störungen nach relativ strengen Regeln operationaliert, d. h. semiquantitativ erfasst: Von neun vorgegebenen deskriptiven Merkmalen müssen zumindest fünf zutreffen, damit die Diagnose vergeben werden darf. ... Auf diese Weise gestellte Diagnosen sind zwar für eine erste Verständigung unter Experten ... nützlich. Im Übrigen sagen sie jedoch wenig über die Ursachen der Störung und ihre aktuelle Dynamik aus. Aber schon als Deskription selbst sind sie hinterfragbar ...[14]

Diagnosen sind in ihren Beschreibungen ungenau, sagen wenig über die Ursache und die Dynamik einer Störung aus und damit auch wenig über die Behandlung, die sich ja aus der Diagnose ergeben soll. Dennoch beruht das ganze System auf Diagnosen, aus dem einfachen Grund, weil das Prozedere aus der Medizin übernommen wurde und weil es die Illusion vermittelt, man könne kontrolliert in psychische Vorgänge eingreifen.

Prof. Mentzos steht mit seiner kritischen Sichtweise nicht allein da, ein anderer erfahrener Psychotherapeut, Prof. Rainer Sachse, teilt sie grundsätzlich und formuliert den Sachverhalt noch deutlicher.

> Diagnosesysteme wie die ICD oder das DSM geben an, wie viele von welchen Merkmalen eine Person aufweisen muss, um als gestört zu gelten. Bei genauerer Analyse zeigt sich jedoch, dass es weder für die definierten Merkmale noch für deren Anzahl oder Intensität empirische Belege gibt. Deshalb ist die Definition, ab wann eine Ausprägung von Merkmalen eine Störung ist, vollkommen willkürlich.[15]

Anerkannte Fachleute geben also unumwunden zu, dass die Unterscheidung zwischen psychischer Gesundheit und Störung willkürlich getroffen wird, dass sie wenig über die Ursachen von Störungen aussagt, dass man sich in der Behandlung demnach nur sehr bedingt auf sie stützen kann. Dennoch wird dieses Diagnosesystem der Psychotherapie aufgezwungen.

Im Zuge der Vorarbeiten für dieses Buch habe ich mit etlichen Psychotherapeuten diskutiert, die ihren Beruf zum Teil seit dreißig Jahren ausüben. Keiner war in der Lage, mir *klar und nachvollziehbar* den Unterschied zwischen Psychosen, Persönlichkeitsstörungen, Depressionen, Angststörungen, Zwangsstörungen und deren Unterformen und Überschneidungen zu erläutern. Um trotz der individuellen Vielfalt der Probleme den Klienten in eine Diagnose-Schublade zu stecken, müssen die Therapeuten für ihre Gutachten Bücher zur Hand nehmen, damit sie den theoretischen und bürokratischen Vorgaben gerecht werden und den Krankenkassen keinen Grund liefern, die Behandlung abzulehnen.

Es ist schwierig, im Diagnosedschungel den Überblick zu wahren. Handelt es sich um eine Persönlichkeitsstörung oder eine

Charakterneurose? Vielleicht eine Symptomneurose? Eine narzisstische Störung? Eine schizophrene Psychose? Eine schizoaffektive Psychose? Eine manisch-depressive Psychose? Eine psychotische oder neurotische Störung? Eine anankastische, histrionische Störung? Oder eine schizoide, schizotypale, paranoide, antisoziale, hyperthyme oder Borderline-Störung? Oder eine der vielen möglichen Kombinationen davon? Eine Perversion? Sado- oder Masochismus? Eine Sucht? Eine sexuelle Funktionsstörung?

Wie gesagt, es gibt mittlerweile Hunderte von Diagnosen, aus denen der Psychotherapeut auswählen kann und muss, und noch viel mehr Kriterien, nach denen diese Diagnosen vergeben werden. Der forschende Analytiker mag durch diese komplexe Begriffswelt noch halbwegs hindurchfinden, der praktisch arbeitende Therapeut indes kaum. Selbst ein Top-Fachmann wie Prof. Mentzos kann das nachvollziehen.

Im Hinblick auf die diagnostischen und klassifikatorischen Schwierigkeiten könnte man resignieren und meinen, man sollte lieber auf Klassifikationen verzichten. Dies ist jedoch nicht sinnvoll, da eine gewisse ordnende Orientierung nicht nur aus theoretischen, sondern auch aus praktischen Gründen erforderlich ist.[16]

Die praktischen Gründe, auf die der Professor hier anspielt, beziehen sich auf die Bedürfnisse der Behandler und haben mit den Bedürfnissen der Behandelten nicht unbedingt zu tun. Die Behandler wollen Diagnosen, um sich fachlich über Patienten verständigen zu können, um formal abgesicherte Überweisungen auszustellen etc. Doch helfen diese Diagnosen tatsächlich, etwa dann, wenn Kollegen einander Patienten überweisen? Die von mir befragten Psychotherapeuten erklärten ausnahmslos, sich nicht nach der Diagnose von überweisenden Kollegen zu richten, vielmehr müssten sie sich selbst ein Bild machen. Diese

Vorgehensweise spricht für die praktizierenden Psychotherapeuten, für ihr intuitives Wissen um die vagen Dinge und für eine noch vorhandene Flexibilität, denn eine Diagnose taugt im Rahmen der Psychotherapie bestenfalls als vorläufige Annahme.

> Diagnosen dienen dem Verstehen! Sie sollten als veränderbare Hypothesen verstanden und stetig überprüft werden.[17]

Prof. Dr. Rainer Sachse, von dem dieses Zitat stammt, sieht in Diagnosen reine Arbeitsinstrumente. Im Grunde handelt es sich bei Diagnosen um Vermutungen, bestenfalls um Wahrscheinlichkeiten. Doch auch wenn sich Diagnosen im Laufe einer Behandlung ändern, werden viele Therapeuten zumindest auf dem Papier an der ursprünglichen Diagnose festhalten, weil jede Änderung mit bürokratischem Aufwand verbunden ist und weil eine neue Diagnose und eine andere Behandlungsrichtung hinreichend zu begründen sind.

Man muss sich klarmachen, dass das Diagnosesystem nicht dem Bedürfnis der psychotherapeutischen Methoden entspricht, sondern eine bürokratische Last darstellt, die erst durch die Kostenübernahme und die Patientenverwaltung notwendig wird. Die Methoden haben sich diesen Notwendigkeiten anzupassen, was übrigens auch für die Systemische Therapie gilt, die seit 2008 als wissenschaftliche Methode anerkannt ist und die sich gegenwärtig um eine Zulassung als Richtlinientherapie bemüht. Dazu sagt der Soziologe Peter Fuchs:

> Deswegen kommt es mir seltsam vor, dass die [Systemische] Psychotherapie so intensiv daran arbeitet, bei Krankenkassen zugelassen zu werden. Dann stünden in den Praxen Computer herum, in die man Nummern eingibt [Diagnosen], die bestimmte Krankheitsbilder symbolisieren. Dann hat man plötzlich die Defektologie ... die Verpflichtung zum Schubladendenken.[18]

Sollte die Systemische Therapie eines Tages zu den abrechnungsfähigen Verfahren zählen, wird sie auf Grundlage des *ICD-10*
Diagnosen und Gutachten erstellen und Behandlungspläne entwerfen müssen. Schon tauchen in der systemischen Szene Kommentare auf, man sollte sich als Systemischer Therapeut nicht
gegen die Diagnose-Klassifizierungen sperren, sondern darin
›Anregungen zur Hypothesenbildung‹ sehen. Als ob es an Hypothesen mangeln würde.

Die bisherige Haltung der Systemischen Therapie gegenüber
Diagnosen zeigt das folgende Zitat:

> Die Weiterentwicklungen zur Systemischen Therapie kennen bis
> heute keine dezidierte Störungslehre bzw. wird eine Diagnostik
> von ›Störungen‹ oder gar ›psychischen Krankheiten‹ samt tra-
> ditioneller Psychopathologie-Konzeptionen größtenteils als in-
> adäquat abgelehnt ... Soziale und psychische Auffälligkeiten wer-
> den nicht als ›krank‹ bzw. pathologisch, sondern als prinzipiell
> verstehbare Reaktionen auf Probleme oder Anforderungen ge-
> sehen, die gelegentlich selbst problematisch sein können.[19]

Diese ihre nicht-defizitäre Sichtweise auf Störungen wird die
Systemische Therapie wohl über Bord werfen müssen, wenn sie
sich an den Töpfen des Gesundheitssystems laben will.

Was wir hier über die Beschreibung und Klassifizierung psychischer Störungen festgestellt haben, weist darauf hin, dass es
keine klare Trennlinie zwischen gesund und krank gibt. Die Bewertung davon, was als krank oder als normal angesehen wird,
ist sowohl subjektiv als auch sozial bestimmt. Subjektiv, weil es
dem Urteil des einzelnen Behandlers überlassen bleibt, wo er
seinen Patienten einordnet. Sozial, weil jede Gesellschaft ihre
eigenen Urteile hat. So werden in der westlichen Kultur Spielsüchtige als krank, Geldsüchtige aber als Vorbilder angesehen.
Ein Messie gilt als krank, weil er in seiner Wohnung Dinge unge-

ordnet hortet, ein Kunstsammler, der Hunderte oder Tausende von Gegenständen in teils öffentlich nicht zugänglichen Sicherheitstresoren stapelt, gilt als feinsinniger Kenner. Einem permanenten Dieb wird eine antisoziale Persönlichkeitsstörung attestiert, wer mit Weizen spekuliert und dabei den Hungertod von Menschen in Kauf nimmt oder wer systematisch andere an der Börse in den Ruin treibt, gilt als geschäftstüchtig. Es spräche vieles dafür, diese Einschätzungen zu überdenken, man könnte ja einmal entsprechende Ziffern bei der WHO anregen.

Der Klassifizierungszwang kann nicht darüber hinwegtäuschen, dass die Sphäre, in der die Psychotherapie operiert, ein Graubereich ist und bleibt und dass Psychotherapie überwiegend im Vagen stattfindet. Die Handhabung des Diagnosesystems soll diese Unbestimmtheit verschleiern. Dazu dient auch das Gutachterverfahren, der nächste Schritt in der Patientenverwaltung.

Der Gutachtenzwang

Gehen wir davon aus, dass der Klient seine Symptome geschildert und der Therapeut den Systemzwängen folgend eine Diagnose erstellt hat. Dann geht es weiter in der Patientenverwaltung. Die aufgestellte Diagnose ist in Form eines schriftlichen Gutachtens zu begründen und zur Genehmigung der Behandlung bei der Krankenkasse einzureichen. Das Gutachten wird dann anonymisiert und von der Kasse an einen externen Gutachter zur Begutachtung weitergeleitet.

Für den Therapeuten bedeutet diese bürokratische Vorgehensweise zusätzlichen Stress. Pro Fall steckt er zwei bis vier Stunden in die lästige Gutachtenerstellung, wofür er lediglich ein Viertel des üblichen Stundenhonorars erhält. Zusätzlich läuft er Gefahr, dass sein Gutachten nicht wasserdicht ist, weil er ja

Therapie und nicht Gutachterei gelernt hat. Um sich der bürokratischen Mühsal zu entledigen, seine Kosten zu begrenzen, beauftragt der Psychotherapeut, zumal wenn er im Schlechtfärben ungeübt ist, nun ein Büro, das sich auf die Erstellung passgerechter Gutachten spezialisiert hat. Im Klartext: Viele Therapeuten lassen ihre Gutachten von Spezialisten genau so schreiben, dass die Ablehnungsmöglichkeit minimiert, die Stundenzahl maximiert und das von ihnen praktizierte Behandlungsverfahren von den Gutachtern akzeptiert wird. Man schreibt eben das, was Ausschüsse und Gesetzgeber erwarten und was Gutachter lesen wollen.

Besteht kein Einspruch seitens des Gutachters, kann die Behandlung beginnen, für die je nachdem 25 bis 50 Stunden (160 Stunden bei Psychoanalyse aufgrund guter Lobbyarbeit) bewilligt werden. Sind diese Stunden aufgebraucht, geht es weiter in der Patientenverwaltung, und zwar mit dem Verlängerungsantrag. Welche Fortschritte in der Behandlung müssen behauptet werden, um eine Verlängerung der Behandlung bewilligt zu bekommen? Zu wenige Erfolge dürfen es nicht sein, sonst hätte sich die bereits geleistete Behandlung als sinnlos erwiesen. Zu viele Fortschritte aber auch nicht, es muss ja genügend Unbehandeltes vorhanden sein, das eine Verlängerung rechtfertigt. Zwar werden nicht alle Verlängerungsanträge auf Anhieb akzeptiert, aber im Falle einer Ablehnung geht der Therapeut ins Widerspruchsverfahren. Bemerkenswert ist, dass letztlich kaum Behandlungen verweigert werden. Das ist ein Hinweis darauf, dass derartige Gutachten im Grunde überflüssig sind.

Dennoch – die Patientenverwaltung kann nicht darauf verzichten, sie braucht Akten, um Nachweise führen zu können. Kaum vorstellbar, was dieser Gutachtenwahn außer an Nerven auch an Geld kostet. Geld, das letztlich die Patienten aufbringen müssen.

Noch viel bemerkenswerter aber ist, dass hier über die Köpfe der Patienten hinweg aufgrund einer schrägen Aktenlage über Berechtigung oder Nichtberechtigung einer Psychotherapie entschieden wird.

Auf eine weitere kostentreibende Merkwürdigkeit sei am Rande nochmals hingewiesen. Bevor die psychotherapeutische Behandlung beginnen kann, muss der Patient zum Arzt, der einen Konsiliarbericht anfertigt. Darin werden körperliche Ursachen für die Störung ausgeschlossen oder mitbehandelt. Im umgekehrten Fall, wenn jemand zum Arzt geht, um dauerhafte Symptome zu behandeln, ist kein solcher Konsiliarbericht vonseiten eines Psychotherapeuten nötig. Obwohl man doch längst weiß, dass viele psychische Probleme körperliche Beschwerden (Bauchdrücken, Schwindel, Schmerzen etc.) hervorrufen, an denen der Arzt wenig ändern kann. Auch diese Merkwürdigkeit ist allein der besseren Lobbyarbeit und der größeren Macht der Ärzte in den entsprechenden Gremien zu verdanken.

Die Dokumentationspflicht

Weiter geht es in der Patientenverwaltung. Neben Diagnose- und Gutachtenerstellung ist ein Therapeut verpflichtet, den Verlauf einer Behandlung schriftlich zu dokumentieren. Er muss seine Akten stets auf dem neuesten Stand halten und nach jeder Sitzung eintragen, was er in den fünfzig Minuten aus welchem Grund und mit welchem Ziel gemacht hat. Das kann, wie bereits das Gutachtenschreiben, zu einem kleinen Kunststück werden. Wenn man nämlich und ganz im Sinne des Patienten bereits beim Gutachten auf eine Ziffer hin diagnostiziert hat, muss man jetzt auf diese Ziffer hin dokumentieren. Das kann auf eine Art doppelte Buchführung hinauslaufen.

Wir diskutierten diesen Sachverhalt in einer Fortbildung. Eine Teilnehmerin meinte in aller Unschuld, dass man ja das eine schreiben und das andere tun könne, das wäre doch kein Problem. Die Frau war sich der möglichen Folgen ihrer Dokumentationspflicht offenbar nicht bewusst. Denn erstens darf der Patient Einsicht in die Akten nehmen, und zudem muss der Psychotherapeut mit Akteneinsicht durch Kontrollstellen oder Gutachter rechnen, sollte es zu einem Streitfall mit dem Patienten oder einer Institution kommen.

Vielen Psychotherapeuten scheint nicht klar zu sein, was an Pflichten und Kontrolle in den nächsten Jahren noch auf sie zukommen kann, schließlich befindet sich die Psychotherapie erst seit 1999 im Gesundheitssystem. Eine andere Teilnehmerin an dem Fortbildungsseminar hatte etliche Jahre in freier Praxis gearbeitet und war vor zwei Jahren an eine psychosomatische Klinik gewechselt. Sie wusste schon einiges über Einmischungen ›von oben‹ zu berichten, was Diagnosen und die Wahl der Mittel und die Behandlungskontrolle angeht. Kliniken sind nämlich bereits stärker in die Bürokratie eingebunden als Praxen, zusätzlich beruhen sie auf Hierarchien, einzelne Therapeuten können Weisungen von Oberärzten und Chefärzten erhalten, die ihrerseits Weisungen von der kaufmännischen Leitung der Klinik erhalten, schließlich muss auch der Gewinn optimiert werden, seit durch die Privatisierung der psychiatrischen und psychotherapeutischen Kliniken das Kapital Einzug in die Psychotherapie gehalten hat.

Ein anderer Effekt scheint mir ebenfalls folgenschwer. Diagnose-Gutachten und Dokumentationspflicht lassen eine bestimmte Haltung beim Therapeuten und einen bestimmten Blick auf den Klienten entstehen. Er wird von einem Menschen, der unter Problemen leidet oder eine Sinnkrise durchlebt, zu jemandem, der etwas *hat*, nämlich eine Störung oder eine Krankheit. Er *hat* eine

Depression oder er *hat* eine Spaltung oder er *hat* ein Trauma. Er hat da ein Ding, das er in seiner Psyche mit sich herumschleppt und das da nicht hingehört. Diese Sichtweise engt somit sowohl den Blick auf den Patienten als auch den Spielraum für individuelle Behandlungsansätze ein; und ohne es zu wollen erhebt sich der Begutachtende über den Begutachteten.

In meinem privaten Umfeld ist mir aufgefallen, dass befreundete Psychotherapeuten immer öfter Formulierungen wie ›meine Patienten‹ benutzen. Noch vor zehn Jahre hat kaum einer von ihnen diese Bezeichnung gewählt, da sprachen sie von ›meinen Klienten‹ oder ›meinen Leuten‹. Ich habe es mir zur Gewohnheit gemacht, in einem solchen Fall zu fragen: »Du hast Patienten?« Woraufhin sie mich verwundert anschauen. Ich hake dann nach und frage: »Du behandelst Kranke?«, worauf sie so etwas wie »Ja natürlich« antworten. Ein befreundeter Psychotherapeut, der gerade zum zweiten Mal geschieden war, erläuterte mir, wie er an der Beziehungsfähigkeit eines seiner Patienten arbeite, damit dieser mal ›eine vernünftige Beziehung‹ hinbekomme. Für mich zeigen diese Wortwahl und die darin zum Ausdruck kommende Haltung den Einfluss von mehr als einem Jahrzehnt Gutachtenschreiben.

Der Begutachtete läuft Gefahr, zum Beschlechtachteten zu werden; und zwar nicht nur, damit seine Behandlung finanziert wird, sondern weil der Behandler in ihm mehr den Patienten und weniger den Menschen sieht und weil er, um sein Einkommen zu sichern, auf die Behauptung angewiesen ist, seine Klienten seien krank. Einer Begleitung auf Augenhöhe, wie eine Psychotherapie sie erfordert, steht eine solche Haltung im Wege.

V

DIE PSYCHOTHERAPIE IM WÜRGEGRIFF DER ÖKONOMIE

Doch mit Gutachten und Dokumentation ist den bürokratischen Pflichten der Patientenverwaltung noch nicht Genüge getan. In steigendem Maße kommen ökonomische Erwägungen und Zwänge hinzu.

Das Qualitätsmanagement

Seit Managementberater, durch die Politik gestützt, Einfluss auf das Gesundheitssystem nehmen dürfen, wird der Psychotherapie ein sogenanntes Qualitätsmanagement auferlegt. Dieses Instrument stammt ursprünglich aus der Industrie, wo es zur Verbesserung von Produktionsabläufen genutzt wird. Diese Übertragung ist schon im Ansatz verdächtig.

1988 machte das Gesundheitsreformgesetz qualitätssichernde Maßnahmen für alle Bereiche der Medizin zur Pflicht. Seit 1999 ist auch die Psychotherapie Teil der medizinischen Krankenversorgung und ist damit dieser Pflicht unterworfen.[20]

Die Qualitätssicherung wurde der Psychotherapie nicht verordnet, weil sie in diesem Bereich sinnvoll erschien, sondern weil die Psychotherapie dem Gesundheitssystem eingegliedert wurde. Seither wird unter anderem die Kundenzufriedenheit – hier immer Patientenzufriedenheit genannt – von Wissenschaftlern in Fragebögen evaluiert.

Aber womit ist einem Patientenkunden gedient? Viele Klienten wollen schlicht ihre Symptome loswerden und sich nicht unbedingt mit ihrer Innenwelt oder ihrer Lebensweise auseinandersetzen. Mit welcher Therapie werden sie zufrieden sein, welchem Therapeuten werden sie ein positives Feedback geben, welchem ein negatives? Prof. Dr. Maio sagt hierzu:

> Die Wünsche zu hinterfragen wird dem Therapeuten schwer fallen, weil der Kunde sich dann bald den Dienstleister suchen wird, der ihm nicht so unbequem vorkommt. Ein solcher Therapeut aber therapiert nicht mehr.[21]

Schon Ärzte, die ihren Patienten die Wahrheit sagen und diese beispielsweise auffordern, mit dem Rauchen aufzuhören, wenn sie ihr Asthma loswerden wollen, haben es schwer und werden womöglich ausgewechselt. Wie soll es da Psychotherapeuten ergehen, die sich nicht zu Dienstleistern und Wunscherfüllern hergeben? Es ist vorhersehbar, dass sich Psychotherapeuten unter dem Druck von Kundenbefragungen nach und nach an die Wünsche ihrer Patienten anpassen werden, so wie Ärzte das schon geraume Zeit tun, um ihre Praxen zu erhalten und ihren Lebensunterhalt zu sichern.

Ein ernüchternder Blick in die Medizin

»In der Humanmedizin findet derzeit ein gewaltiger Paradigmenwechsel statt und wirkt wie ein Zerstörungsprozess. Zur Umwandlung der Humanmedizin in einen profitorientierten Industriezweig werden Hilfsmittel benötigt. Die Einführung der *ICD* war ein erster

tiefer Einschnitt. ... Jetzt rollt das Qualitätsmanagement über Krankenhäuser und Praxen hinweg, ein Verfahren aus der Automobilin-
dustrie zur Überprüfung und Optimierung der Fertigungsprozesse
von Werkstücken. Es besteht der Zwang, an Disease-Management-
Programmen teilzunehmen, und auch die Patienten dazu zu über-
reden, sich in solche Programme einzuschreiben.«[22]

Die Effektivitätskontrolle

Das folgende Zitat stammt aus der Ankündigung eines Kongres-
ses für Verhaltenstherapie. Dieser Kongress stand sicher nicht
zufällig unter dem Motto »Psychotherapie und Sinn«.

Mit jedem neuen Reformgesetz im deutschen Gesundheitswesen wird die Luft – auch für den Bereich Psychotherapie –
dünner. Ressourcen sind wertvoll und wecken Begehrlichkeiten. Konflikte werden mehr und mehr zu Lasten derer, die ihre
Interessen weniger gut vertreten können, ausgetragen. Gesellschaftliche Diskussionen über Sinn und Zweck von Leistungen
im Gesundheitsbereich nehmen an Schärfe zu. Nur was (ökonomisch) sinnvoll erscheint, gilt für viele Akteure des Gesund-
heitswesens als förderungswürdig. Die Frage in der Gesund-
heitspolitik ist inzwischen in erster Linie eine nach den Kosten,
nicht eine nach dem Sinn.[23]

In diesem Zitat werden einige der Irrwege der ›Psychotherapie‹
angedeutet. Die Luft wird dünner, Begehrlichkeiten sind geweckt, in Konflikten setzten sich stark vertretene Gruppierungen
durch, die Ökonomie bestimmt die Abläufe, die Kosten stehen im
Vordergrund, und es geht immer weniger um den Sinn der Maßnahmen. Die Psychotherapie wird zunehmend von der Ökonomie beherrscht und muss versuchen, ihre Effizienz zu beweisen.

Doch was sind effektive psychotherapeutische Mittel, und wie misst man psychotherapeutische Behandlungserfolge? Schon in der Medizin lässt sich das in weiten Bereichen nicht genau darstellen, auch mehren sich die Zweifel an den Darstellungstricks von Ärzten und Pharmaindustrie. Kritik regt sich an Cholesterintherapien, Hormonersatztherapien, an der Apparatemedizin, an den Hunderttausenden von überflüssigen Operationen etc. Die geforderte Effektivitätskontrolle versagt, und es werden unnötige Kosten im hohen Milliardenbereich verursacht.

In der Psychotherapie gestaltet sich das Projekt Erfolgsmessung noch schwieriger als in der Medizin. Man kann nicht nach einer Therapie den Kopf aufschneiden und in der Psyche nachschauen, ob jetzt alles am richtigen Platz ist. Deshalb spielen universitäre Forschungen bei der Qualitätssicherung eine zunehmende Rolle. Sie sollen die nötigen Nachweise für die Wirksamkeit einer Methode oder Vorgehensweise liefern. Doch die Sicherheit, die sich aus einer wissenschaftlichen Beschäftigung mit dem Thema Psychotherapie ergibt, ist trügerisch. Wissenschaftlich wird nämlich nicht die beste Behandlungsform gestützt, sondern diejenige, welche die meisten positiven Forschungsbelege vorlegen kann, weil sie über eine gute Lobby an den Forschungsinstituten verfügt:

> Die bei weitem umfangreichste Forschungsarbeit erfolgte beim Einsatz von Verhaltenstherapie …, die sich damit für die Angststörungen den Ruf einer »Psychotherapie der 1. Wahl« erwarb.[24]

Inzwischen ist die Verhaltenstherapie ihren übertrieben guten Ruf in Bezug auf Angststörungen wieder los. Die Praxis hat gezeigt, dass reines Umlernen, wie es die Verhaltenstherapie favorisiert, längst nicht ausreicht und dass eine innere Konfrontation mit Ängsten oft wirksamer ist. Solch ein Umgang mit inneren

Konflikten gehört allerdings nicht zu den Stärken der Verhaltenstherapie, weshalb sie keinesfalls die erste Wahl in der Behandlung aller psychischen Störungen darstellt.

Die Wissenschaft will jedenfalls den Anschein hervorrufen, als wäre der Erfolg einer Psychotherapie nachweisbar. Das gelingt schon nicht bei Rücken- und Knieoperationen, hinsichtlich psychischer Sachverhalte sind Erfolge noch weniger nachweisbar. Wenn ein Klient von einem Symptom befreit zu sein scheint, kann es durchaus noch zu einer zeitlich verzögert eintretenden Symptomverschiebung kommen. Eine Angst mag dann verschwunden sein, doch vielleicht wird sie nur durch eine Zwangshandlung oder andere Symptome ersetzt. Darüber hinaus kann niemand feststellen, ob die Besserung eines psychischen Zustandes tatsächlich auf die Therapie zurückzuführen ist. Die Therapie läuft über einen längeren Zeitraum, in dem der Klient mit vielen Menschen Kontakt hat und in dem er zahlreiche Erfahrungen außerhalb des therapeutischen Rahmens macht. Er mag sich verlieben, erben, wider Erwarten eine Scheidung als Befreiung erleben oder neue Freunde finden. Niemand kann nachweisen, was ihm am Ende geholfen hat, die Therapie oder die Lebensumstände. Den Wissenschaftlern bleibt im Prinzip kaum mehr, als auf die Aussagen der Betroffenen zu vertrauen, die angeben, ob ihnen eine Therapie geholfen hat oder nicht. Dann allerdings kann man die Evidenzkontrolle gleich den Klienten überlassen und auf die wissenschaftliche Verklausulierung subjektiver Eindrücke getrost verzichten.

Effektivitätskontrolle ist im psychotherapeutischen Bereich äußerst problematisch. Diese Schwierigkeiten hängen mit dem vagen Charakter der Materie zusammen. Psychotherapie beruht zum großen Teil auf der Beziehung zwischen Therapeut und Klient. Kann man die Qualität einer menschlichen Beziehung messen? Kann man feststellen, ob ein Symptom auf Dauer verschwunden ist oder ob es bald wieder auftaucht? Soll man den Aussagen der Betroffenen trauen? Wer kann besser beurteilen, ob eine Psychotherapie hilfreich war, der sogenannte Patient oder der Wissenschaftler? Kann man subjektive Eindrücke und Schilderungen von Therapeuten und Patienten in objektive, nachprüfbare Aussagen verwandeln?

Zumindest kann man den Eindruck solcher Objektivität erwecken, und damit ist dann der Patientenverwaltung gedient. Sobald in schöne Einbände gebundene Evidenz-Studien in den Schubladen der Gesundheitspolitiker liegen, sind diese aus dem Schneider. Zudem lassen sich solche Studien gut benutzen, um Therapiemethoden auszuschließen oder Therapiemöglichkeiten einzuschränken, falls es die politische oder ökonomische Lage erfordert.

Schematisierte Psychotherapie

Um die Effektivität der psychotherapeutischen Behandlung zu steigern – sprich: die Kosten zu begrenzen –, wird in den letzten Jahren verstärkt daran gearbeitet, die bisher dem einzelnen Therapeuten überlassene Vorgehensweise in der Behandlung in vorgegebene Schemata zu überführen. Dazu werden Behandlungsleitlinien, Manuale und schematisierte Vorgehensweisen entworfen, nach denen sich Psychotherapeuten richten sollen.

Unter dem Diktat des Marktes werden die Abläufe in allen Bereichen der Heilberufe zunehmend so verstanden, wie sie in der Industrie verstanden werden, nämlich als Produktionsprozesse, die in ihren Abläufen nach Effizienzgesichtspunkten optimiert werden können. ... Das Resultat ist, analog zur Industrie, die Modularisierung und Standardisierung.[25]

Man muss sich Manuale als eine Art Gebrauchsanweisung dafür vorstellen, wie aufgrund einer bestimmten Diagnose vorzugehen ist.

In der Medizin mögen solche Schemata sinnvoll sein. So weiß man von der Diabetesbehandlung, dass jährlich 2000 Menschen unnötig erblinden, weil Ärzte sich zu wenig in modernen Methoden fortbilden, also nicht auf dem neuesten Stand der Wissenschaft agieren, sondern nach eigenem Gutdünken oder Gewohnheiten. Um solche Mängel zu beheben, hat man im medizinischen Bereich zahlreiche Behandlungsleitlinien entworfen, die sich unter Umständen zum Wohle der Patienten auswirken. Allerdings zeigen sich auch im Medizinbereich die Tücken von Richtlinien. So ermöglicht beispielsweise eine schlichte Grenzwertänderung in den Diabetes-Behandlungsrichtlinien durch die Gremien, die Zahl der Patienten schlagartig zu erhöhen. Dieser Trick ist schon von der Cholesterinbehandlung bekannt, wo durch willkürliche Festlegung des angeblich gesunden Cholesterinspiegels Millionen zusätzliche Patienten rekrutiert wurden. Der Arzt, der diesen legalen Betrug nicht mitmachen will, muss dann aber begründen, warum er von den Richtlinien abweicht und beispielsweise keine Medikamente verschreibt. Wie jedoch will er sich gegen angeblich wissenschaftliche fundierte Grenzwertfestsetzungen durchsetzen?

Was fängt ein Psychotherapeut nun mit Gebrauchsanweisungen hinsichtlich seiner Behandlungen an? Psychotherapie ist schließlich keine Medizin. Eine Diagnose sagt, wie vorn beschrieben, nichts über die ›Ursache‹ einer psychischen Störung aus, nichts über ihre Dynamik und auch nichts über den Weg, den die Behandlung nehmen wird. Die Diagnoseziffer, nach der jemand etwas ›hat‹, was Tausende andere ›haben‹, gaukelt lediglich vor, man könne es auf gleiche Weise behandeln. In Wirklichkeit verlaufen psychotherapeutische Therapien keineswegs gradlinig,

sondern nehmen Wege, die so individuell sind wie die Lebens-
geschichten der Patienten. Der Verhaltenstherapeut Prof. Iver
Hand bemerkt zu diesem Thema:

> Zunehmend sollen psychische Störungen in enger Anlehnung an
> »störungsspezifische« Manuale behandelt werden. Das in den An-
> fängen der Verhaltenstherapie übliche Lernen auch durch »Mo-
> deling« – also Demonstration von Interventionen durch den Aus-
> bilder (Supervisor) unter Berücksichtigung des »Naturells« des
> Therapeuten wie des Patienten – findet anscheinend kaum noch
> statt. Wie man »evidenzbasierte« Interventionen in die Kommu-
> nikation zwischen Therapeut und Patient überträgt, warum man
> was wann macht bzw. nicht macht, kann aber nur begrenzt aus
> Manualen, Seminaren und Rollenspielen gelernt werden.

> Eine manualangeleitete, störungsspezifische Vorgehensweise
> bietet Vorteile [...] Deren rigide Anwendung ohne Einbettung in
> eine komplexe, individuumspezifische Hypothesenbildung und
> daraus resultierende Indikationsstellung mit hierarchisierter
> Therapieplanung würde Verhaltenstherapie aber auf ›Klipp-
> schul-Niveau‹ reduzieren.[26]

Klippschule meint hier, dass der zukünftige Therapeut einfach
Manuale auswendig lernt und sich dann einbildet, etwas von der
Behandlung psychischer Störungen zu verstehen. In der Tat ist in
der manualisierten Behandlung ein mehr als fragwürdiger Ver-
einfachungsversuch zu sehen. In der Ausbildung der Psychotherapeuten lässt sich diese Vereinfachung dadurch erkennen, dass
die praktische Ausbildung zugunsten der Theorie massiv zu-
rückgefahren wird.

> Die staatlichen Abschlussprüfungen für Psychologische Psycho-
> therapeuten sind mittlerweile so theorielastig geworden, dass
> die Ausbildungsinstitute die Ausbildungsinhalte dem anpassen
> mussten.[27]

Im Klartext: Weil die staatlichen Prüfungen vorwiegend Wissen abfragen, müssen die Ausbildungsinstitute ebenfalls theorielastig werden und die Praxis, in der sich die Grenzen manualisierten Vorgehens erweisen, vernachlässigen.

Ein schematisierendes Vorgehen missachtet die grundlegende Tatsache, dass an einer Psychotherapie immer zwei Individuen beteiligt sind. Psychotherapie geschieht aufgrund menschlicher Kommunikation und ist keinesfalls das Ergebnis einer geschickt konstruierten Planung oder Intervention. Der Arzt, der den Blinddarm entfernt, braucht mit dem Patienten nicht zu kommunizieren, er nimmt keine Beziehung zu ihm auf, sondern operiert die Stelle, die sein Team unter dem grünen Operationstuch freimacht, nach Vorgabe und Plan. Der Psychotherapeut und sein Klient hingegen folgen keinem Plan, sie erschaffen ein spezifisches System gegenseitiger Reaktionen aufeinander.

> Heilung [therapeutische] ist als Resultat einer Begegnung zu verstehen; sie kann nicht adäquat als Produkt einer Anwendung erfasst werden.[28]

Das geschilderte Rosenhan-Experiment zeigt, wie Therapeuten an der Kommunikation beteiligt sind, wie sehr ihre Interventionen von ihren Einstellungen und Vorurteilen abhängen. Dort wurde das Tagebuchschreiben der Scheinpatienten als ›pathologisches Schreibverhalten‹ gewertet. Man kann sich vorstellen, welche Widerstände ein Patient entwickelt, wenn er offen oder verdeckt mit solchen Einschätzungen konfrontiert ist.

Es kommt weniger auf die Technik an als vielmehr auf die Menschen. Psychotherapeutische Kliniken ignorieren systematisch diese Erkenntnis. Wer dort behandelt wird, kann sich seinen Therapeuten nicht selbst auswählen. Er muss den Behandler akzeptieren, der ihm vom Dienstplan der Klinik zugewiesen wird. Kommt der Therapeut mit dem Klienten nicht gut zurecht, wird er ihm weitere Probleme unterstellen, beispielsweise wenig Bereitschaft zur ›Mitarbeit‹ oder gar ›fehlende Krankheitseinsicht‹. Wenn der behandelnde Therapeut dann in Urlaub geht, wird dem Patienten ein anderer Behandler vorgesetzt. Unter gänzlicher Missachtung der Tatsache, dass die Beziehung zwischen dem Klienten und dem Therapeuten für den therapeutischen Erfolg ausschlaggebend ist.

Therapie ist keine Technik. Am ehesten kann man Psychotherapie als eine Kunstform sehen. Auch der Künstler muss selbstverständlich sein Handwerk verstehen, aber ohne seine Inspiration ist es eben bloß ein Handwerk und keine Kunst. Und ohne persönlich bezogene Kommunikation und eine gute Beziehung ist Psychotherapie eine bloße Technik. Dass ein technischer Umgang mit Lebensthemen, mit schwierigen Lebenslagen und Sinnkrisen nicht funktioniert, hat schon der Niedergang des NLP gezeigt. Die Methode des ›Neurolinguistischen Programmierens‹ versuchte Heilung und Problemlösung u. a. nach Sechs- oder Zwölf-Schritt-Programmen, sogenannten Refraimings. Hier eines dieser Programme.

6-Schritt-Refraiming nach NLP
(Neurolinguistisches Programmieren)

1. Beschreibe das Verhalten, das verändert werden soll.
2. Frage das Unbewusste: Bist du bereit, mit mir im Bewusstsein zu kommunizieren? Sende ein Signal für ›Ja‹ und eines für ›Nein‹.
3. Bist du bereit, mir mitzuteilen, welche gute Absicht hinter dem Verhalten steht?
   Antwort Ja: Teile sie mir mit.
   Antwort Nein: Würdigen und weitermachen.

4. Bist du bereit, mit anderen kreativen Teilen zusammenzuar-
beiten, damit ein neues Verhalten gefunden wird, das die gute
Absicht voll wahrt, aber effektiver und angenehmer als das alte
Verhalten ist?
Antwort Nein: Bestimmte Bedingungen?
Antwort Ja: Finde viele Möglichkeiten. Wähle dann drei aus.
5. Bist du bereit, das neue Verhalten für eine bestimmte Zeit in
Zukunft zu erproben?
Antwort Nein: Unter welchen Bedingungen?
Antwort Ja: Danke. Dann zukünftige Situationen in der
Fantasie durchspielen.
6. Gibt es Teile, die Einwände gegen den neuen Weg haben?
Wenn Nein: Ende.
Wenn Ja: Neue Möglichkeiten finden, gegen die keine Ein-
wände bestehen.

Das NLP wirkte lange Zeit auf Therapeuten verlockend, weil für
diese technische Vorgehensweise keine therapeutischen Kenntnisse erforderlich waren. Als absurdeste Blüte des NLP erschien
von einer der Begründerinnen dieser Methode ein Buch, in dem
Anleitungen gegeben wurden, wie man sich morgens die Gefühle für den Tag aussucht. Natürlich hat das nicht funktioniert. NLP
bietet zwar eine gute Wahrnehmungsschulung, aber die Psyche
lässt sich nicht wie ein Automat programmieren. Ansonsten
könnte der Computer die Arbeit des Psychotherapeuten übernehmen, wozu es übrigens schon erste Ansätze gibt.

Die Faszination eines schematisiert-technischen Vorgehens
zur Behandlung psychischer Störungen bleibt allerdings bestehen. Neuerdings erhält sie neue Nahrung durch die Fortschritte
der Tiefenhirnstimulation. Bei diesem medizinischen Verfahren
werden bestimmte Hirnareale durch hochfrequenten Strom
manipuliert. Erste schwer depressive Patienten werden auf

diese Weise behandelt. Manualisierte Behandlungen sind auf dem Vormarsch, und für Kliniken bieten sich schematisierte Vorgehensweisen geradezu an, weil man dafür keine erfahrenen Fachkräfte braucht. Psychiatrische Einrichtungen nutzen momentan die Arbeitskraft von rund 8000 Psychologen mit Diplom- oder Masterabschluss. Jeder dieser Akademiker muss nämlich 1800 Arbeitsstunden in psychiatrischen Kliniken verbringen, bevor er seine Zulassung zum Psychologischen Psychotherapeuten erhält. Durchschnittlich bekommen diese Billiglöhner 500 Euro im Monat, etwa die Hälfte wird überhaupt nicht bezahlt.

FAZ online berichtet von einer Psychotherapeutin in Ausbildung, die auf einer psychotherapeutischen Station die einzige Psychologin neben einem Arzt ist; ihr sind fünf bis acht Patienten zugeordnet. Für ihre Tätigkeit bekommt sie kein Gehalt. »Die PiA [Psychotherapeuten in Ausbildung] werden dort als vollwertige Arbeitskräfte eingesetzt«, sagt Florian Hänke, der Sprecher der Interessenvertretung PiA-Bundeskonferenz. »Sie führen Gruppentherapien und Einzelgespräche durch und sind für die gesamte Dokumentation verantwortlich, schreiben etwa Patientenberichte.«[29] Von Ausbildung lässt sich da kaum sprechen, wahrscheinlich werden den angehenden Psychologen einfach nur Manuale in die Hand gedrückt.

Man kann ein gewisses Strukturierungsbedürfnis in der praktischen psychotherapeutischen Arbeit nachvollziehen, zumal vor dem Hintergrund oft sehr langwieriger psychoanalytischer Behandlungen. Und noch lassen manualisierte Vorgehensweisen dem einzelnen Therapeuten Platz für eigene Initiative. Aber die Psychotherapie befindet sich erst am Anfang dieser Entwicklung, die unter zunehmendem Kostendruck zu kleinschrittigen Vorgaben und engmaschiger Kontrolle führen wird. Hat der Psychotherapeut seinen Behandlungsplan an der *ICD-10*-Diagnose ausgerichtet? Greift er auf vorgegebene Behandlungsleitlinien zurück? Wendet er die Vorgaben der Behandlungsmanuale an? Oder könnten unter Umständen Behandlungskosten von ihm zurückgefordert werden, weil er die Vorgaben missachtet und womöglich nicht zugelassene Behandlungsmethoden angewendet hat?

Noch spielen Behandlungsleitlinien in der psychotherapeutischen Praxis nicht die Hauptrolle, aber in welche Richtung der Zug fährt, das zeigt wiederum ein Blick in die Medizin, in den Bereich, dessen Strukturen unter dem Druck von Gesetzen, Gremien und Lobbyismus langsam, aber sicher die Psychotherapie erobern.

Auswirkungen von Leitlinien in der Medizin

Der Chirurg Bernd Hontschik schreibt im Magazin des Bundesverbandes der Vertragspsychotherapeuten e. V.:
»Bei der Behandlung der Multiplen Sklerose (MS) spielen Interferone [Eiweißpräparate] eine wichtige Rolle. Natürlich sind sie seit 1999 auch in den Leitlinien verankert und kommen als ›Immunmodulatorische Stufentherapie‹ zur Anwendung. Das Ergebnis dieser Leitlinien sieht im KV-Bereich Hessen so aus: Die Berentung einer Patientin mit MS wurde 2005 mit der Begründung abgelehnt, dass sie sich trotz dringenden ärztlichen Anratens einer Behandlung mit Beta-Interferonen widersetzt habe. 2006 wurde der Rehabilitationsantrag des Leiters der MS-Selbsthilfegruppe von seinem Rentenversicherungsträger zurückgewiesen, weil er sich bisher nicht mit Beta-Interferonen habe behandeln lassen. Ebenfalls im Jahre 2006 erhielt ein MS-Patient von seiner privaten Krankenkasse den unmissverständlichen Hinweis, dass man die Lohnfortzahlung im Krankheitsfall einstellen werde, wenn er sich weiterhin der Behandlung mit Beta-Interferonen entziehen würde.«[30]

Der Chirurg hat noch mehr zu Leitlinien zu erzählen. Er behandelte eine Patientin nicht wie von den Leitlinien empfohlen operativ, sondern konservativ, leider ohne Erfolg. Daraufhin stellte der Medizinische Dienst der Krankenkasse auf Grundlage der Leitlinie fest, dass hier nur eine operative Therapie hätte durchgeführt werden dürfen. Der Chirurg sagt dazu:

»Der MDK-Arzt hatte die Patientin weder gesehen noch untersucht. Nun ist also ein Haftpflichtfall daraus geworden. Diese Form der Anwendung von Leitlinien macht Ärzte zu Schuldigen von Therapie-Misserfolgen.«

Die Folgen der Leitlinien-Anwendung können also katastrophal sein. Wer mag daran zweifeln, dass auch in der Psychotherapie zukünftig die Kostenübernahme abgelehnt wird, wenn Patienten sich weigern, die in Leitlinien empfohlenen Psychopharmaka zu nehmen oder sich Hirnschrittmacher zur Tiefenhirnstimulation einpflanzen zu lassen? Werden Kassen vom Psychotherapeuten die Kosten für Gesprächsbegleitung zurückfordern, weil angeblich ein Medikament angebracht gewesen wäre? Oder weil die Therapie angeblich nicht zum Erfolg geführt hat? Wird man eine Psychotherapie verwehren, weil der Patient sich weigert, zu einem bestimmten Therapeuten zu gehen oder einer ihm vorgeschriebenen Behandlungsmethode zuzustimmen? Ja, ganz sicher wird das passieren, so wie es in der Medizin bereits seit Jahren geschieht.

Schematisiertes Vorgehen ist auf dem Vormarsch. Heute schon arbeiten Universitäten an den ersten computergestützten Therapien. Inzwischen sind Computerdiagnosen psychischer Zustände durch eine spezielle Software möglich, und verschiedene Programme versuchen sich bereits an der Behandlung psychischer Störungen. Zudem werden therapeutische Lernprogramme für Essstörungen und Zwangsstörungen eingesetzt.

Unter diesen Umständen frage ich mich, ob meine nachstehend abgedruckte kleine Satire nicht bald traurige Wirklichkeit werden wird.

Optimierte Patientenbetreuung

- Wählen Sie 0800-555xyz.
- Guten Tag. Hier ist die optimierte psychotherapeutische Hotline Ihrer Krankenkasse.
- Wenn Sie bereits wissen, was Ihnen fehlt, drücken Sie für die Behandlungs-Hotline die 1.
- Wenn Sie nicht wissen, was Ihnen fehlt, drücken Sie für die Diagnose-Hotline die 2.
- Wenn Sie eine medikamentöse Behandlung wünschen, drücken Sie die 3.
- Wenn Sie unserem Computer Ihr Herz ausschütten wollen, drücken Sie die 4.
- Wenn Sie Verhaltensratschläge suchen, drücken Sie für Ängste die 5, für Phobien die 6.
- Für Zwänge die 7, für sexuelle Probleme die 8, für sonstige Probleme die 9.
- Wenn Sie einen unserer kompetenten Behandler persönlich sprechen wollen, drücken Sie die 10.
- Pip. Momentan sind alle unsere Behandler im Gespräch. Legen Sie bitte nicht auf.
- Ihre Wartezeit beträgt voraussichtlich 7 Stunden und 15 Minuten.
- Pip. Alle Behandler sind beschäftigt. Bitte rufen Sie zu einem späteren Zeitpunkt an.
- Wir bedanken uns für Ihren Anruf und sind immer für Sie da.

Ungewisse Zukunft

Halten wir fest, dass die beschriebenen Pflichten und Restriktionen den eigentlichen Anforderungen an die Psychotherapie, nämlich Offenheit, Bezogenheit und Flexibilität zu praktizieren, entgegenstehen. Sie dienen vor allem der Patientenverwaltung unter zunehmend ökonomisierten Bedingungen.

Was mag die Zukunft bringen? Standardbehandlungen für Burn-out-Syndrom, Depression, Ängste, Persönlichkeitsstörungen und andere psychische Probleme? Ja natürlich. Kassen, Politik und Pharmaindustrie werden in Zusammenarbeit mit der Wissenschaft daran arbeiten. Wird Hilfesuchenden zukünftig statt psychotherapeutischer Begleitung gleich ein Medikament angeboten, das sie dann auch nehmen müssen, weil das nach Richtlinie XY vorgeschrieben ist? Der Forschung ist es beispielsweise gelungen, das sogenannte Glückshormon Ocytocin künstlich herzustellen. In Kliniken wird es bereits zur Behandlung von Depressionen eingesetzt. Große Hoffnungen setzen die Psychiater gegenwärtig auf die Tiefenhirnstimulation. Zwei Psychiater haben entdeckt, dass die Habenulae (eine sehr kleine Nervenstruktur im Zwischenhirn) bei Depressionen überaktiv sind. Sie setzten einer 64-jährigen Patientin einen sogenannten Hirnschrittmacher ein, der mittels Hochfrequenzstimulation bestimmte Nervenimpulse hemmt. Der ins Gehirn geleitete Strom ließ die depressiven Symptome verschwinden. Dazu sagt Dr. Sartorius, einer der beiden Psychiater: »Wie bei allen neuen Verfahren – vor allem bei invasiven – fängt man auch bei der Tiefenhirnstimulation zunächst bei den Schwerkranken an.«[31]

Natürlich kann man die Anwendung von Hirnschrittmachern im Bereich von Epilepsien, Parkinson, Zwangsstörungen oder dem Tourette-Syndrom (motorische Ticks) nachvollziehen, und es mag sein, dass die Tiefenhirnstimulation bisher nur für Schwerkranke gedacht wird. Doch schon bald wird man sich die weniger Kranken vornehmen und die Anwendung schließlich auch auf die Regulation von Stimmungsschwankungen ausdehnen. Immerhin gibt es im neuen *DSM (Diagnostic Manual of Mental Disorders)*, dem amerikanischen Gegenstück zum *ICD-10*, bereits eine Ziffer namens »Stimmungsregulationsstörung«. Wenn die neue Technik so weit ist, könnte Tiefenhirnstimulation etliche Medikamente ersetzen. Man stelle sich vor: Die entsprechenden Hirnareale werden dann nicht mehr durch Drähte, sondern mittels Induktion oder Laser erreicht, man setzt sich eine Kappe auf und programmiert am Smartphone die Stimmungen des Tages. Das wäre die ersehnte psychische Selbstmodulation. Wenn ich Glücksgefühle brauche, drücke ich einfach auf den Knopf.

Boni für Ärzte, Renditevorgabe und Kostenminimierung

Die staatlich kontrollierte Psychotherapie befindet sich, die vorigen Abschnitte haben darauf verwiesen, zunehmend im Griff der Ökonomie. In ihr breitet sich der in anderen Lebensbereichen grassierende Machbarkeitsglaube zunehmend aus. Zusätzlich verstärkt die Privatisierung großer Bereiche des Gesundheitssystems die Marktmechanismen. Die Psyche wird zu einem Geschäftsfeld mit allen dazugehörenden Konsequenzen.

Folgen der Ökonomisierung im medizinischen Bereich

In Krankenhäusern werden Kosten inzwischen pauschal nach sogenannten Krankheitsgruppen (DRGs) abgeglichen. Dadurch rückt der Mensch noch weiter zurück, und der Fall tritt in den Vordergrund. Ein Chirurg beschreibt die Folgen:
»Mit der Einführung der ›desease related groups‹ in den Krankenhäusern ... wird gelogen und betrogen, dass sich die Balken biegen,

um noch eine und noch eine Erkrankung chiffrieren zu können. An einem großen Frankfurter Krankenhaus sind inzwischen fünf voll approbierte Ärzte den ganzen Tag mit nichts anderem beschäftigt, als DRG-Kodierungen zu optimieren und gegen eine noch viel größere Zahl voll approbierter Ärzte des MDK durchzusetzen ... Leitlinien, ICD, DMP und DRGs sind Bauteile der Zerstörung der Humanmedizin ... all diese Bauteile befinden sich in der Hand ... von Politikern. Ihr Ziel ist es, im Gesundheitswesen Markt und Konkurrenz, Privatisierung und Profitorientierung durchzusetzen.«[32]

Die Privatisierung von Krankenhäusern führt zu immer absurderen Folgen. Beispielsweise ist es üblich, mit leitenden Ärzten Bonusverträge abzuschließen und Zielvereinbarungen zu treffen. Eine solche Zielvereinbarung sieht dann beispielsweise vor, im nächsten Jahr die Zahl der Knieoperationen um 8 % zu steigern. Wie durch Gottes Hand gelenkt, brauchen in der Folgezeit immer mehr Patienten, durch entsprechende Diagnosen gestützt, eine solche Operation. Das geschieht, um die Renditeerwartung des Krankenhausbetreibers zu erfüllen, die 10 % oder 15 % Gewinn vorgibt. Im *ZEIT*-Magazin beschreibt ein Arzt die Logik der Dinge:

Die Renditestrategie beginnt mit der Aufnahmediagnose. Sie ist zentral für die spätere Abrechnung. Weil schwere Erkrankungen mehr Geld bringen, besteht die Tendenz, auch die etwas einträglichere Diagnose zu stellen. ... Nicht nur schwere Erkrankungen sind wirtschaftlich gesehen reizvoll. Besonders einträglich sind planbare Routineoperationen, mit denen sich die Strukturen und das Personal optimal auslasten lassen.[33]

Wenn Krankenhäuser Gehaltszulagen an Ärzte offerieren, die besonders viele kostenintensive Behandlungen durchführen, steigt für den Patienten das Risiko überflüssiger Eingriffe.

Inzwischen sind auch etliche psychotherapeutische Kliniken privatisiert, und nur ein naiver Mensch wird davon ausgehen, dass es dort keine Renditevorgaben und Bonusverträge gibt. Weiter unten berichtet die Oberärztin einer psychotherapeutischen Klinik, dass sie gelegentlich schwerwiegendere Diagnosen als nötig stellt, um einen verlängerten Klinikaufenthalt gegenüber der Krankenkasse zu rechtfertigen.

Die Ökonomie beeinflusst in der Psychotherapie nicht nur die Diagnosepraxis, sie nimmt auch Einfluss auf den Inhalt und Ablauf von Behandlungen. Prof. Iver Hand beschreibt, wie sich entsprechende Vorschriften auf die Verhaltenstherapie auswirken können:

> Durch die Psychotherapierichtlinien wurde die Verhaltenstherapie – in analoger Weise wie die tiefenpsychologisch fundierte Psychotherapie – in ein Korsett wöchentlich 50minütiger Sitzungen ›gezwängt‹. In den Gründungsjahren der Verhaltenstherapie waren aber, bei Angst- und Zwangserkrankungen, mehrfach wöchentliche Therapiesitzungen über Stunden oder ganze Tage außerhalb des Sprechzimmers das übliche Vorgehen, um rasch tiefgehende Veränderungen zu erzielen. Das Zeitkorsett der Richtlinien machte es über Jahre schwer, Verhaltenstherapie bei diesen Störungen mit dem größtmöglichen Erfolg durchzuführen. Inzwischen dürfen wieder bis zu 15 oder 20 Sitzungen in Blocks von zwei Stunden durchgeführt werden. Leider haben sich aber wohl (zu) viele Verhaltenstherapeuten daran gewöhnt, dass man Verhaltenstherapie nur über Einzelgespräche im Büro durchführt.[34]

Eine andere Regelung zur Kosteneindämmung bewirkt, dass gerade diejenigen, die eine Therapie am dringendsten benötigen, kaum ambulante Behandlungsmöglichkeiten finden. Psychisch schwerer gestörten Menschen gelingt es nämlich oftmals nicht, sich an die zeitlichen Regeln einer Therapie zu halten. Sie lassen

Termine ausfallen. Der Therapeut bleibt dann auf den Kosten sitzen, weil er solche Termine nicht berechnen darf. Folglich nehmen Psychotherapeuten, die am unteren Ende der ärztlichen Einkommensskala stehen, solche Patienten nur ungern an. Gerade die, die es am nötigsten brauchen, stehen vor verschlossenen Türen. Der Bürokratie sei Dank.

Die grobe Richtung, in der sich die staatlich zugelassene Psychotherapie unter dem Druck der Regulierung, der Kostenminimierung und der Renditesteigerung entwickelt, wird deutlich: Die Behandlungsfreiheit wird abnehmen, Behandlungsvorschriften werden zunehmen, wissenschaftlich begründet, von der Pharmalobby in bestimmten Bereichen unterstützt, von der zukünftig einzig legalen Behandlungsmethode, welche auch immer das sein wird, im Interesse ihres Monopols verteidigt. Es ist dies eine Entwicklung hin zu einer weiter bürokratisierten und letztlich pauschalierten Behandlung psychischer Probleme. Methodenvielfalt wird es in dieser geregelten Sphäre kaum geben; und jeder neue Behandlungsansatz wird sich jahre- oder jahrzehntelang durch die Instanzen und gegen etablierte Interessen kämpfen müssen. Welche Methode für die Psychotherapie erhalten bleibt hängt weniger von ihrer Qualität als von ihrer Marktmacht ab. So sagt Prof. Iver Hand:

> Wie sich die Verhaltenstherapie in Zukunft entwickeln wird, hängt einerseits davon ab, wie innovativ neuere Studien wirklich sind – und leider ebenso sehr vom Erfolg des Marketings mehr oder weniger neuer Verfahren/Techniken bzw. geschickt neubenannter traditioneller Vorgehensweisen. Da haben die Fach- und Methodengesellschaften und die inzwischen zahlreichen Ausbildungsinstitute alle ihren Einfluss. Man wird sich weiter streiten, welche Kriterien die entscheidenden sein dürfen. Es ist nicht absehbar, wer sich am besten durchsetzen wird. Hinzu kommen noch quasireligiöse und quasiphilosophische Zeitgeiststömungen, die gerne ›bedient‹ werden, in der (nicht unbegründeten)

Hoffnung, damit den ›Verbraucher‹ besser zu erreichen. Da ähnelt die ›Wissenschaftlichkeit‹ und ›Evidenzbasierung‹ mitunter doch eher den Meinungsbildungsprozessen in der Politik.[35]

Mit der Herrschaft der Ziffern, der Bürokraten, der Techniker, der Schemata und der Ökonomie scheint ein Niedergang der Psychotherapie eingeleitet. Jedenfalls der Niedergang einer Psychotherapie, die ihrem ureigenen Auftrag, mit den vagen Dingen umzugehen, gerecht werden will. Die folgenden Zitate namhafter Professoren weisen auf die Gefahr hin, in welche die Psychotherapie zunehmend gerät:

> Sie [die Psychotherapeuten] dürfen sich in der Bemeisterung von Vagheiten, die psychisch auftreten, als kompetent darstellen. Und inkompetent wäre dann genau die Forderung nach kodifizierten Befunden. Sie läge grotesk daneben. Sie wäre im Hinblick auf die Kernkompetenz der Psychotherapie suizidal.[36]

> In einer solchen Ära des Verschwindens des Begegnungscharakters von Heilung ist die Psychotherapie in ihren Grundfesten bedroht.[37]

Setzt sich die gegenwärtige Entwicklung fort, dann werden aus Psychotherapeuten, die sich im direkten menschlichen Kontakt mit Lebenskrisen und existenziellen Themen befassen, Techniker der Psyche, Seelenklempner im Wortsinn. Weitere Konsequenzen drohen. Je mehr die Psychotherapie ihre Kernkompetenz preisgibt, desto mehr wird das Vage, das Ungreifbare, das Unbestimmbare der menschlichen Existenz von anderen aufgegriffen werden, von Esoterikern und neuen Heilern.

Die geschilderte Patientenverwaltung, Bürokratisierung, Schematisierung und Ökonomisierung werden der Psychotherapie von außen aufgedrückt. Dies stellt aber nur eine Seite der problematischen Entwicklung dar. Die andere Seite kommt aus der Psychotherapie selbst.

Das Behandlungsmonopol und die Entdeckung der Psychotherapie als Geschäftsfeld verleiten die Psychotherapie dazu, ihren Einfluss auf die Gesellschaft auszudehnen. Sie folgt dem Marktgesetz der Expansion, dringt in den Graubereich ganz normaler psychischer Probleme vor und erklärt sich für allgemeine Lebensprobleme zuständig. Doch damit ihr diese Markteroberung gelingt, muss sie große Bevölkerungsteile pathologisieren.

Diese Eroberung des Graubereichs ist ein wichtiges Thema, dem ich mich nun zuwenden möchte.

VI

DIE EROBERUNG DES GRAUBEREICHS –
WIE DIE MENSCHEN PATHOLOGISIERT WERDEN

Die These, die es jetzt zu untermauern gilt, lautet: Die Psychotherapie pathologisiert große Teile der Bevölkerung, indem sie normalen psychischen Störungen einen Krankheitswert zuweist.

Um diese Aussage zu erläutern, rekapituliere ich noch einmal kurz die Voraussetzung dieser Entwicklung : Im 20. Jahrhundert nahm der Bedarf an der Lösung individueller Probleme enorm zu, eine Entwicklung, die im Zusammenhang mit der stetig komplexer werdenden Gesellschaft und der darauf abgestimmten polykontexturalen Psyche stand. Auf dem offenen Markt blühten die unterschiedlichsten psychotherapeutischen Methoden und Therapieansätze auf. Nachdem der volkswirtschaftliche Schaden aufgrund psychischer Störungen immer größer geworden war, nahm sich der Staat der Psychotherapie an und gliederte sie als Richtlinientherapie in das gesetzliche Gesundheitssystem ein.

Seither bildet das Psychotherapiegesetz die Grundlage jeder psychotherapeutischen Behandlung. Dieses Gesetz stellt eindeutig fest, was Psychotherapie ist, nämlich eine »Tätigkeit zur Feststellung, Heilung oder Linderung von Störungen mit Krankheitswert, bei denen Psychotherapie indiziert ist«.

Damit gilt eindeutig: Wer Psychotherapie will, muss als psychisch krank gelten.

Um die Begriffe psychische Krankheit versus psychische Störung gibt es einige Konfusion. Die WHO hat den Begriff der psychischen Krankheit abgeschafft und durch den Begriff der psychischen Störung ersetzt. Das geschah aus rein kosmetischen Gründen. Man glaubte den Patienten den Weg in die Praxen zu erleichtern, wenn man sie nicht für krank erklären würde. Das Gesetz ist an diesem Punkt eindeutiger und spricht von ›krankheitswerten Störungen‹. Wenn eine Störung nämlich keinen Krankheitswert hätte, dürfte die Kasse aufgrund der Gesetzeslage deren Therapie nicht bezahlen. Ebenso bezeichnend ist, dass man zwar von psychischen Störungen spricht, dagegen aber Therapien anwendet, also Heilungsversuche. Es geht der Psychotherapie demnach um die Feststellung von Krankheit und deren Behandlung mit dem Ziel der Heilung.

Vor dieser gesetzlichen Regelung wurde weitaus seltener von Therapie und kaum von Krankheit gesprochen, wenn jemand Unterstützung in einer schwierigen Lebenslage suchte. Man ließ sich beraten, machte ›Selbsterfahrung‹ oder ›Körperarbeit‹ oder ›Atemarbeit‹ oder ›Gruppen‹ oder ›Primärarbeit‹. Auch damals ist massenhaft Psychotherapie durchgeführt worden, um besser mit psychischen Problemen umzugehen. Aber man ging nicht davon aus, dass Menschen, die Selbsterfahrung machten, psychisch krank wären. Selbst wenn man von Therapie sprach, war meist eine Beschäftigung mit psychischen Problemen gemeint. Das hat sich inzwischen vollständig verändert.

Seit Psychotherapeuten das Behandlungsmonopol halten und seit der Kostenübernahme durch die Kassen kann die Psychotherapie der Verlockung, Menschen mit psychischen Problemen als krank darzustellen, aus verständlichen Gründen nicht widerstehen. Psychotherapeuten erhalten im Gesundheitssystem eine Quasi-Jobgarantie. Kein zugelassener Psychotherapeut braucht sich mehr Gedanken über seine Auslastung zu machen und darüber, wie er in freier Praxis seinen Lebensunterhalt mit Menschen, die ihre Behandlung selbst bezahlen müssen, verdienen kann. Daher erklären Psychotherapeuten jeden, der ihre Hilfe sucht, bereitwillig für krank und stellen ihm Heilung in Aussicht.

Eine Begründung für diese ausgeprägte Diagnosebereitschaft liefert der Psychotherapeut Klaus Heer in anerkennenswerter Offenheit. Er glaubt nach zehnjähriger Anwendung des ICD-10 nicht mehr daran, dass es den dort aufgeführten ›Lustverlust‹ nach Ziffer F52.0 tatsächlich gibt und dass er behandelbar wäre, und er bemerkt selbstkritisch:

> Wir von der Therapeutenliga sind ja wirtschaftlich darauf angewiesen, dass es den Lustverlust offenbar eben doch gibt, dass er sogar epidemisch am Grassieren sein soll.[38]

Man kann den Psychotherapeuten kaum übel nehmen, dass sie ihr Geschäftsfeld beständig ausweiten. Aber man darf auch ohne Übertreibung behaupten, dass die heutige Psychotherapie per Diagnose massenhaft psychisch Kranke produziert. Eine Stellungnahme der Vertretung des Deutschen Psychotherapeuten-Verbandes Hamburg weist auf diese Tendenz hin. Dort heißt es beispielhaft für zahllose solcher Verlautbarungen:

> Aufgrund wachsender psychischer Belastungen, sei es am Arbeitsplatz, in der Schule oder in Familien, werden immer mehr Menschen seelisch krank ... (E-Mail des DPtV an seine Mitglieder)

In dieser Formulierung zeigt sich die Begriffsumkehr, die inzwischen stattgefunden hat. Was früher als Problem oder Störung bezeichnet wurde, wird heute Krankheit genannt. Psychische Störungen werden nicht als normale Reaktionen, sondern als Devianzen gesehen, als abweichende und fehlerhafte Entwicklungen, die auf individuelle psychische Defizite zurückzuführen sind. Der Fehler liegt beim Patienten, er soll lernen, ohne psychische Störung durch das Leben zu kommen. Wie das geht, das bringt ihm die Psychotherapie bei. Schließlich ist sie die einzige Einrichtung, die sich legal mit der Psyche und deren Störungen befassen darf.

Der Krake wächst

Die Psychotherapie greift ihr Monopol auf und erobert den Bereich normaler psychischer Störungen, die zum Leben in einer fragmentierten Gesellschaft dazugehören. Das Mittel dieser Eroberung lautet: Pathologisierung, und mit seiner Anwendung wächst der Krake Psychotherapie in das Herz der Gesellschaft hinein. Dieses Kraken-Phänomen ist aus dem Bereich der Medizin bestens bekannt. Wer zum Arzt geht, kann sich nach ausgiebiger Leibesvisitation auf mehrere Krankheiten gefasst machen. Etwas stimmt mit seinen Leberwerten nicht oder der Cholesterinspiegel ist zu hoch. Ein Herzkatheter, eine Mammografie oder eine Darmspiegelung werden wärmstens empfohlen. Ist der Wert für okkultes Blut nicht auch etwas abnorm? Da könnte Krebs im Anmarsch sein, eine sofortige Entfernung möglicher Follikel wird angeraten. Wie sieht es mit den Tumormarkern aus? Zu viele Antikörper? Zur Sicherheit wird womöglich eine Brust amputiert. Natürlich geht es ohne Tabletten kaum weiter, und die üblichen Vorsorgeuntersuchungen müssen ab jetzt strikt eingehalten werden. Etwas lässt sich immer finden, und bei jedem wird etwas gefunden. Der ganze Wahn kostet Dutzende Milliarden und führt zu Millionen unnötigen Untersuchungen, Medikationen und Operationen.

Wer zum Psychotherapeuten geht, erfährt ebenfalls Dinge über sich, von denen er bisher keine Ahnung hatte. Beispielsweise, dass er eine Charakterschwäche aufweist, die behoben werden muss. Dass er an einer neurotischen Störung leidet, der ein tief greifender Ambivalenzkonflikt zugrunde liegt. Dass er einen defizitären Bindungsstil pflegt, der ihm das wahre Beziehungsglück verwehrt. Dass er eine bipolare Störung kultiviert hat oder eine gespaltene Persönlichkeit aufweist, deren auseinandergefallene Teile zusammengefügt gehören. Dass er unreif ist oder schwere Lücken in der Persönlichkeitsentwicklung aufweist und erst einmal reif und erwachsen werden muss. Dass er an einer narzisstischen, einer hysterischen, einer analen oder oralen Störung leidet. Dass ihn Grundängste aus frühester Kindheit quälen, die dringend verarbeitet werden sollten. Dass er frühe oder spätere Traumata verdrängt. Dass er arbeitssüchtig oder Ich-schwach oder zu Ich-stark oder sonst irgendwie nicht ganz in Ordnung ist.

Tröstlicherweise steht der Einzelne mit seinem psychischen Defekt nicht allein da. Von der Fachwelt erfährt man, zu einem Volk psychisch Kranker zu gehören. Psychisch krank zu sein wird zum Normalfall, und an den nötigen Diagnosen herrscht kein Mangel.

- Vier Millionen Deutsche leiden angeblich akut an einer Depression, noch mehr sind latent davon bedroht. Depression ist im Begriff, die Volkskrankheit Nummer eins zu werden.
- 30 % der arbeitenden Bevölkerung leiden angeblich am Burn-out-Syndrom oder sind stark gefährdet, ein solches zu entwickeln. Eine Personalberaterin, die sich beruflich mit Burn-out befasst, rät 20 % ihrer Kunden, sich in therapeutische Behandlung zu begeben, weil deren »pathologisches Verhalten« schon weit fortgeschritten sei.[39]
- 13 % der Arbeitnehmer gelten laut einer Studie der Universität Bonn als gefährdet, eines Tages an Arbeitssucht zu erkran-

ken, einer Sucht, die zu sozialer Isolation, Medikamenten-
sucht, Herzinfarkt, Depression und Burn-out führen könne.[40]

- 1,8 Million Arbeitnehmer sind angeblich von Mobbing betroffen.
- 560 000 Menschen leiden laut Studien an Internetsucht.
- 2 bis 3 Millionen Deutsche leiden an Alkoholsucht.
150 000 behandlungsbedürftige Spielsüchtige werden gezählt.
- 12 Millionen Menschen leiden hierzulande an Nikotinsucht.
- 800 000 Kinder und Jugendliche gelten in Deutschland als
fettsüchtig.
- 3 bis 10 % der Kinder gelten hierzulande als hyperaktiv,
etliche davon werden mit dem Psychomedikament Ritalin
behandelt, nicht wenige werden zum Psychotherapeuten
verwiesen oder kommen gleich in den Genuss beider Behandlungen.
- 96 % der Langzeitpaare leiden, gemessen an den Ansprüchen
des *ICD-10*, an sexuellen Störungen. Schon um die Ehe zu ret-
ten, gehören sie in die psychotherapeutische Behandlung.
- Hunderttausende andere leiden an Angststörungen, Traumata, Verhaltenszwängen oder anderen psychischen Komplikationen.

Die Liste verbreiteter psychischer Erkrankungen ließe sich fast
endlos fortsetzen. Eine Studie des Robert-Koch-Instituts aus
dem Juni 2012 kommt zu dem Ergebnis, dass »ein Drittel der
Bevölkerung an einer psychischen Erkrankung leidet; mit acht
Prozent waren vor allem Symptome einer Depression häufig vertreten«.[41]

Die AOK hat herausgefunden, dass psychische Krankheiten mittlerweile die meisten Fehlzeiten verursachen, durchschnittlich
23 Arbeitstage pro Erkrankungsfall, das macht satte 48 Millio-

nen Fehltage deutschlandweit jährlich.[42] Der volkswirtschaftliche Schaden ist enorm. Wir sind offenbar zu einem Volk psychisch kranker Menschen geworden. Fasst man die oben gemachten Diagnosen zusammen, ist fast jeder Einzelne psychisch krank oder steht kurz davor, es zu sein. Dabei lässt sich unschwer erkennen, dass die Psychotherapie ihre Legitimation und ihren Bedarf auf dem Weg der Diagnosestellung selbst herstellt, ähnlich wie die Ärzteschaft es schon lange tut, mit wissenschaftlichem Anspruch und wissenschaftlicher Hilfe.

Der Verhaltenstherapeut Prof. Iver Hand drückt diesen Trend so aus:

Gegenwärtig wird exzessives Normalverhalten exzessiv wieder als ›Verhaltenssucht‹ propagiert. Spielsucht, Internetsucht, Sexsucht, Liebessucht, Arbeitssucht und, neuerdings, ›Schnäppchensucht‹ sind nur einige der über 50 diesbezüglichen ›Diagnosen‹, die schon in den 80er-Jahren propagiert wurden. Der Missbrauch der Diagnosebegriffe liegt auf der Hand. Leiden die Autoren möglicherweise unter »Sucht-Sucht«? Das wäre eine Gefahr für die Betroffenen: Ihr wirkliches, meist gut behandelbares Problem würde so – wie durch Alkohol – »vernebelt« werden![43]

Das folgende Bild mag diese problematische Entwicklung, die ich als Eroberung des Graubereichs bezeichne, verdeutlichen. Es zeigt drei Bereiche psychischer Befindlichkeiten. Im weißen Bereich spielen sich psychische Normalzustände ab, im grauen Bereich finden psychische Störungen statt, im schwarzen Bereich geschehen psychische Erkrankungen. Im weißen Bereich fühlt sich jemand gut und gesund, im grauen Bereich erlebt er psychische Spannungen, Probleme oder Lebenskrisen, im schwarzen Bereich ist er psychisch erkrankt.

Die Eroberung des Graubereichs

Diese drei Bereiche, auch der schwarze Bereich, sind in jeder Gesellschaft zu finden. Zweifellos gibt es Menschen, die ob ihres psychischen Zustandes nicht in der Lage sind, ihren Alltag zu organisieren oder die gefährlich oder gefährdet sind. Menschen, bei denen die vier Grundkriterien der psychischen Erkrankung (Abweichung, Einschränkung, Leiden, Gefährdung) ausgeprägt vorhanden sind. Sie leiden beispielsweise an starken Phobien, an schweren Depressionen, massiven Zwängen, Süchten, Verfolgungswahn, Schizophrenie, Psychosen, Selbstverletzungszwängen oder ähnlich massiven Symptomen. Teilweise sind genetische oder hirnorganische Faktoren an ihren Zuständen beteiligt. Diese Menschen befinden sich im Schwarzbereich, und man kann davon ausgehen, dass die Diagnosesysteme der Richtlinienpsychotherapie, wenn überhaupt, dann am ehesten bei solchen Patienten greifen.

Doch wie viele derjenigen, die gegenwärtig psychotherapeutische Praxen aufsuchen, sind von so schweren Störungen betroffen? Die Mehrzahl ist es sicherlich nicht. Das trifft auch für psychosomatische Kliniken zu, wo mir eine Oberärztin sagte, sie hätten mit Menschen zu tun, ›die durch ganz normale Probleme am Arbeitsplatz oder in der Partnerschaft in Krisen geraten‹. Ähnliches gilt für die ambulante Behandlung, dort sind die schweren Fälle kaum anzutreffen, man trifft sie eher in psychiatrischen Einrichtungen oder in der psychosozialen Betreuung an.

Die Mehrzahl der Behandelten befinden sich in einem nicht sinnvoll diagnostizierbaren Graubereich zwischen Normalität und Krankheit, im Bereich der Störungen, der Schwierigkeiten, der Konflikte, der Lebenskrisen. Diese Zustände haben nichts mit psychischen Erkrankungen zu tun, auch wenn die Symptome sich ähneln.

Jeder Mensch verfügt über eine gewisse Erfahrung von manischen, depressiven, narzisstischen, zerrissenen, hysterischen oder ängstlichen Zuständen. Jeder hört innere Stimmen, hat Ängste und Befürchtungen. Diese Zustände unterscheiden sich lediglich in Ausmaß und Intensität von krankhaftem Erleben. Dementsprechend einfach ist es, für fast jeden Menschen eine psychische Diagnose zu stellen, und das geschieht in immer größerem Ausmaß.

Der grundlegende Fehler wurde mit dem Psychotherapiegesetz und der Kostenübernahme in das System eingeführt. Der Fehler besteht nicht darin, dass sich Psychotherapeuten den psychischen Problemen widmen, das taten sie auch schon vor der Reglementierung. Der Fehler liegt darin, dass sie gezwungen werden, ihre Arbeit wie Mediziner zu erledigen und Problemen wie Krankheiten zu begegnen. Der Fehler besteht darin, dass sie für normale psychische Probleme Diagnosen vergeben, Gutachten erstellen, wissenschaftliche Theorien liefern und Behandlungspläne erstellen müssen.

Unter diesen Bedingungen lautet das Interesse und gleichzeitig das Job-Rezept der Psychotherapie schlicht: aus Grau mach Schwarz. Der unsinnige Diagnosezwang wirkt wie eine Schwarz-Weiß-Wäsche. Man ist entweder gesund, oder man ist krank, dazwischen gibt es nichts mehr.

Die Psychotherapie befördert diese unselige Entwicklung. Da geht es ihr nicht anders als anderen gesellschaftlichen Bereichen oder Subsystemen. Einmal etabliert, ist solch ein System vorwiegend am eigenen Überleben und an seiner Ausbreitung interessiert. Folgerichtig arbeitet die Psychotherapie daran, sich als unverzichtbar darzustellen, und verbucht diesbezüglich große Erfolge.

Einzelne Stimmen, wie der US-Psychiater Allen Frances, warnen vor dieser Entwicklung. Der Mann sagt über die neueste Ausgabe des *DSM*-Diagnoseschlüssels, dieser werde »die bereits bestehende Inflation der Diagnosen weiter aufblähen und den schon heute exzessiven Konsum von nicht angebrachten und potenziell gefährlichen Medikamenten unter Kindern verschlimmern«.[44] Er warnt davor, dieses Handbuch könne zehn Millionen neue, aber falsche Patienten schaffen.

Die Techniker Krankenkasse berichtet, dass vor fünf Jahren 20 000 TK-versicherte Kinder Pillen gegen ADHS erhielten, inzwischen sind es 29 000, eine Zunahme um fast 50 %. Zudem nehmen immer mehr Jugendliche Antidepressiva. Wurden 1990 in Deutschland noch 251 Millionen Tagesdosen Antidepressiva genommen, waren es 2009 schon 1,174 Milliarden. Eine Steigerung um beinah das Fünffache.

Doch die große Zahl der behandelten Kinder ist kein Beleg dafür, dass sie krank sind, sondern beweist lediglich die Effektivität diagnostischer Anstrengungen. Der Kinderneurologe Helmut Hollmann meint deshalb, Kinder würden »wegen Kleinigkeiten« einer »intensiven Diagnostik« unterzogen und dann »pathologisiert«.[45] Ein Volk, so kann man ohne Übertreibung sagen, wird psychopharmakologisch angefüttert, indem man schon die Kinder an Psychopillen heranführt.

Die Menschen in Diagnoseklassen einzuordnen fällt leicht, denn die Psychotherapie hält mittlerweile für jede unliebsame Gefühlslage eine Diagnose bereit. Beispielsweise lautet das allgemeine diagnostische Kriterium für eine Diagnose sexueller Funktionsstörung (*ICD-10* F52 G1): »Die Betroffenen sind nicht in der Lage, eine sexuelle Beziehung so zu gestalten, wie sie möchten.« Nun – wer ist schon in der Lage, sexuelle Beziehungen nach seinen Wünschen auszurichten? Millionen Paare sind es jedenfalls nicht oder nur zeitweilig.[46] Wer allerdings eine Begleitung durch schwierige Lebensphasen nicht selbst bezahlen möchte, der ist meist auch bereit, sich mit entsprechenden Diagnosen versehen zu lassen. Insofern spielen auch die Klienten bei dem Spiel mit.

An der Ausweitung des Graubereichs beteiligen sich auch Kliniken. Eine Oberärztin einer psychotherapeutischen Klinik, die hier anonym bleiben will, berichtet mir aus ihrem Arbeitsalltag:

> Die Verwaltung prüft jeden Tag, ob alle Betten belegt sind. Das ist aber kein Problem, weil wir eine Warteliste haben. Die Leute brauchen nicht zur ambulanten Behandlung zu gehen, sie können sich gleich bei uns in der Klinik vorstellen. Wir machen dann eine Diagnose, die uns ermöglicht, die Leute aufzunehmen. Die richtig schweren Fälle kommen aber nicht zu uns, sondern meist in die Psychiatrie, da werden sie erst mal mit Medikamenten stabilisiert. Wir haben eigentlich nur mit Menschen zu tun, die im Beruf oder in der Beziehung oder mit sich große Probleme haben. Die bleiben dann in der Regel acht Wochen bei uns. Wenn jemand länger bleiben will, verschärfen wir die Diagnose. Letzte Woche habe ich einem Patienten eine Persönlichkeitsstörung attestiert, obwohl er eigentlich keine hat. Das ist sicher nicht ganz in Ordnung, aber so erspart man sich Ärger mit dem Medizinischen Dienst. Man muss ja rechtfertigen, dass die Kasse den zwei Wochen längeren Aufenthalt bezahlen soll.

Wie die Ausdehnung des Graubereichs von außen gesehen wird, das können Sie im untenstehenden Kasten verfolgen. Dort berichtet der Leiter einer kirchlichen Beratungsstelle von seinen Erfahrungen mit dem System.

Dipl.-Psych. Hans-Günter Schoppa,
Leiter einer evangelischen Lebensberatungsstelle

»In der psychologischen Beratung, gerade auch der evangelisch getragenen, fangen wir jährlich Tausende Menschen auf, die unter der nicht nur unzureichenden, sondern auch wenig klientenorientiert organisierten psychotherapeutischen Versorgung in unserem Land leiden. Besonders dadurch, dass sie nicht zügig an einen Therapieplatz kommen. Aber ich denke, es geht noch weiter: Das vorherrschend schulmedizinisch geprägte Modell psychotherapeutischen Vorgehens verlangt Diagnose, Selbstzuschreibung des Krankenstatus und in der Folge für viele Betroffene dann Versorgungsmentalität, Abhängigkeit von durch Psychopharmakahersteller instruierten Ärzten und damit oft tendenzielle Aufgabe von selbstverantwortlichem Umgang mit der eigenen Person. Ich denke dabei nicht an psychiatrisch Belastete, Menschen mit extremen Persönlichkeitsstörungen und auch nicht an psychisch extrem traumatisierte Menschen, sondern vor allem die riesige Zahl derjenigen, die ihr als ›eigentlich normal‹ gespürtes seelisches Leiden im Leben eben zum Leben gehörend nicht unter das Etikett ›psychische Krankheit‹ einpassen wollen und auch gar nicht müssen, aber wegen der Versorgungsstruktur und Kostenfrage kaum eine andere Wahl haben, als sich an die institutionell etablierte Psychotherapie zu wenden.

In den evangelischen Beratungsstellen versuchen wir, denen, die dann den Weg zu uns finden, nachdem bei der Psychotherapie kein Zugang innerhalb zumutbarer Zeiträume möglich war oder die gelegentlich auch als für die Psychotherapie ungeeignet bezeichnet wurden, durch den professionellen Aufbau unterstützender Beziehung präventiv etwas anzubieten, was ihnen hilft, mit ihrem Leben, das ihnen eben vieles zumutet, zurechtzukommen, ohne in die Krankenrolle gehen zu müssen. Dabei arbeiten wir dann vielfältig mit wirksamen ressourcenorientierten Methoden, die der Schulenpsychotherapie nicht so nahe sind, aber dafür dem Leben, etwa aus der systemischen Richtung, dem aktionsorientierten Psychodrama, der gesprächspsychotherapeutischen oder Gestalttradition oder auch körper- und achtsamkeitsbezogenen Ansätzen. Außerdem geht es uns im kirchlichen Kontext auch um das Leben im Ganzen, die gestellten Sinnfragen und die persönlichen inneren Verfassungen und die damit verbundenen Fragen, die in den manualisierten Lehrbüchern der gesetzlich geregelten Psychotherapie nicht beantwortet werden. So erleben wir in der Beratungsarbeit doch häufig von der kassenbezahlten Psychotherapie maßlos enttäuschte Menschen (›Patienten‹), die zwar ›behandelt‹ wurden, die aber sinnhafte menschliche Bezugnahme, Empathie und Interesse an ihren persönlichen Bedürfnissen und Belangen schmerzlich vermissten.«

Diese Zeilen des Leiters einer psychologischen Beratungsstelle in der Region Hannover bestätigen, wie die Psychotherapie den Graubereich des Lebens erobert, indem sie schwierige psychische Lagen mit Ziffern und Krankheitswert versieht. Den meisten Klienten – der Mann spricht von einer »riesigen Zahl derjenigen, die ihr als ›eigentlich normal‹ gespürtes seelisches Leiden im Leben eben zum Leben gehörend nicht unter das Etikett ›psychische Krankheit‹ einpassen wollen« – würde eine methodenoffene Beratung schneller und besser helfen, doch genau die steht ihnen nicht zur Verfügung.

Es gäbe eine relativ einfache Lösung für dieses Problem. Der Gesetzgeber könnte den Begriff der unbestimmten psychischen Störung einführen und dafür die Ziffer X vergeben. Weil diese Ziffer keine Krankheiten, sondern Störungen umfasst, könnte hierfür auf Diagnosen, Gutachten und Behandlungspläne verzichtet werden. Ebenso könnte man für diese Ziffer wieder Methoden anwenden, die mit dem Psychotherapeutengesetz aussortiert wurden. Methoden, die ohne Ursachenforschung und aufwendige Theorien auskommen, weil sie sich den vagen Dingen widmen. Doch diese Lösung scheint ausgeschlossen, weil dann angeblich die Kosten aus dem Ruder laufen. Außerdem würden die Lobbyverbände, allen voran die Pharmaindustrie und die Berufsverbände, sich vehement gegen eine Auflockerung der Diagnosepraxis stemmen.

Der grundlegende Fehler im System besteht darin, Psychotherapie wie Medizin zu behandeln, den Regeln des ärztlich dominierten Gesundheitssystems zu unterwerfen und gänzlich in die Hände von Interessenvertretern zu geben. Dieser Fehler hat nicht nur Folgen für die Klienten, die hemmungslos pathologisiert werden, er hat auch Folgen für die Psychotherapie selbst.

Eine Psychotherapie, die allgemeine Lebensprobleme wie Krankheiten behandelt, eine Psychotherapie des Graubereichs ist nämlich gezwungen, Modellvorstellungen für eine psychisch korrekte Lebensweise zu entwickeln. Die Psychotherapie hat diese Herausforderung angenommen und maßt sich mittlerweile an, den Menschen das Leben und das Lieben beizubringen. Eine kleine Kostprobe solch einer Anmaßung offenbart die verdrehten Vorstellungen eines Psychotherapeuten, der in einem Zeitungsartikel schreibt:

Die gesellschaftlichen Entwicklungen wie ständige Erreichbarkeit, Flexibilität, Mobilität und Individualisierung sind kaum zu beeinflussen. Aber wir können lernen, uns innerhalb dieser veränderten Rahmenbedingungen zu bewegen und die gesellschaftliche Belastung abzufedern. Wie? Indem wir das Gesundheitsbewusstsein bei den Menschen ... stärken. ... [dazu] reicht eine reine Behandlung der Erkrankten nicht aus. Um die psychosoziale Lage zu verbessern, wäre daher ein neuer Ansatz der Prävention ... nötig. Ein Ansatz, der sich auf die grundlegenden Kompetenzen zur Lebensführung, zur Bewältigung von Krisen und zur Entwicklung von tragfähigen und erfüllenden Beziehungen konzentriert. Dieser Präventionsgedanke kann schon bei der Gesundheitsbildung im Kindergarten und in der Schule ansetzen, indem die Kinder im Schulfach ›Gesundheit‹ Selbstführung erlernen und soziale Kompetenzen ... entwickeln können.[47]

Wir können die gesellschaftliche Entwicklung kaum beeinflussen, aber wir können lernen, uns darin zu bewegen – dank der Psychotherapie. Das nenne ich eine frohe Botschaft.

Der Autor dieser Zeilen, Dr. Joachim Galuska, ist nicht nur ärztlicher Direktor der Heiligenfeld-Kliniken in Bad Kissingen, er ist auch deren Gesellschafter, und daneben ist er Geschäftsführer der Akademie Heiligenfeld, an der Seminare und Fortbildungen verkauft werden. Er kann sozusagen die ganze Palette eines modernen psychischen Gesundheitsmanagements abdecken und sowohl in den Bereichen Psychotherapie als auch Prävention am Patienten Geld verdienen. Was er inhaltlich von sich gibt, passt zu dieser Interessenlage.

Der Mann will uns weismachen, man könnte ›grundlegende Kompetenzen zur Lebensführung‹, zur ›Bewältigung von Krisen‹ und zur ›Entwicklung von tragfähigen und erfüllenden Beziehungen‹ sowie ›Selbstführung‹ präventiv vermitteln. Man muss sich das praktisch vorstellen: In Kindergärten herrscht Personalknappheit, die Pädagogen haben schlicht keine Zeit, die Kinder zu knuddeln, ihnen zuzuhören und sie zu lieben. Dafür führen Lebens- und Beziehungstherapeuten entsprechende Schulungen durch. Welch ein fantastischer Gesundheitsmarkt tut sich da auf! Fest steht allerdings, dass man Lieben nicht lehren kann, dass sich Krisen nicht vermeiden lassen und dass bewusste Selbstführung nichts als ein Wunschgedanke ist.

Schuster, bleib bei deinen Leisten, mag man ausrufen, aber die Psychotherapeuten drängen der Gesellschaft ein therapeutisch gesichertes Life-Management auf. Der einfache Trick besteht in der Behauptung, die Menschen hätten Probleme, weil ihre Persönlichkeit angeblich Defizite aufweist. Ein solches Defizit ist aber erst dann vorhanden, wenn man Vorstellungen davon entwickelt, wie die gesunde Psyche beschaffen sein soll und wie das Leben richtig geführt wird. An solchen Modellen herrscht kein Mangel. Psychologie und Psychotherapie haben im Laufe ihrer Geschichte bereits solche psychischen Modelle und Vorstellungen vom richtigen Leben entwickelt, und heute versuchen sie, diese Konzepte mit wissenschaftlichen Theorien zu untermauern und unter das Volk zu bringen.

Psychische Modelle: fragwürdige Vorstellungen

Die Psychotherapie weitet, so stellten wir fest, ihr Geschäftsfeld aus. Mittlerweile fühlt sie sich nicht nur für psychische Erkrankungen zuständig, sondern für Problemlösungen aller Art. Um ihre Zuständigkeit zu belegen, weist sie seelischen Schwierigkeiten und Krisen, die zu einem Leben in der komplexen individualisierten Gesellschaft dazugehören, Krankheitswert zu.

Dagegen, dass sich die Psychotherapie den allgemeinen Lebensproblemen widmet, wäre wenig einzuwenden, stünde sie nicht unter dem beschriebenen Krankheitsdiktat. Leider aber profitiert sie vom Zwang zur Pathologisierung und erfüllt daher bereitwillig die gesetzliche Bedingung für psychotherapeutische Zuwendung. Diese Bedingung lautet unstrittig: Die Psyche muss krank sein, sonst bedarf sie keiner Therapie.

Die Bezeichnung Krankheit hat allerdings nur vor dem Hintergrund einer Gesundheitsvorstellung Sinn. Die Psychotherapie muss sich deshalb konkrete Vorstellungen von der gesunden Psyche machen. Wie sieht eine gesunde Psyche aus, wie eine kranke? Wenn man bedenkt, dass – wie oben ausführlich beschrieben – die Psyche heute nicht mehr einfach, sondern polykontextural strukturiert ist, dass in ihr zahllose psychische Subsysteme agieren und dass ein vollständiger Überblick weder für den Betroffenen selbst noch für den Therapeuten möglich ist, dann wirkt der Versuch, eine gesunde Psyche zu beschreiben, einigermaßen hilflos.

Doch über Vorstellungen vom Wesen der Psyche, über psychische Modelle, verfügt die Psychotherapie seit Langem. Daher liegt es nahe, dass sie auf ihre traditionellen Ansätze zurückgreift, vor allem auf die Vorstellung der ›ganzen Person‹.

Das Modell der ganzen Person

Die Psychologie hat von Anfang an versucht, den Aufbau der Psyche zu begreifen, und dazu manches Modell entworfen. Das am weitesten verbreitete Modell der Psyche ist das der Person. Nach traditioneller psychoanalytischer Vorstellung gliedert sich die Psyche in drei Instanzen mit jeweils bewussten bzw. unbewussten Anteilen – Ich, Über-Ich und Es. Diese drei Instanzen bilden eine vorgestellte Einheit, die Persönlichkeit eines Menschen. Die gebräuchlichen Begriffe für diese unterstellte psychische Einheit lauten ›die ganze Person‹, ›der ganze Mensch‹, ›das wahre Wesen‹, ›das ganze Selbst‹ oder die ›vollständige Persönlichkeit‹, gern bemüht werden auch die ›reife Persönlichkeit‹ oder der ›entwickelte Charakter‹. Auch wenn die Therapeuten sich inzwischen immer seltener auf die Ich-/Über-Ich-/Es-Struktur beziehen, so ist die Vorstellung der ›ganzen Person‹ oder des ›ganzen Menschen‹ erhalten geblieben.

Was zeichnet eine ›ganze Person‹ aus? In dieser Vorstellung erscheint die psychische Struktur ähnlich wie ein Fachwerkhaus, das im Laufe des Heranwachsens aufgebaut wird. Bei gesunder psychischer Entwicklung wird ein stabiles Fundament gelegt, darauf werden einzelne Geschosse gebaut, bis das Haus der Persönlichkeit eines Tages fertiggestellt und die Persönlichkeitsentwicklung abgeschlossen ist. Natürlich kommt es in jedem Persönlichkeitsbau – wie beim realen Hausbau – unvermeidlich zu kleinen oder großen Baumängeln. Damit sind Fehlentwicklungen gemeint, traumatische Situationen der

Kindheit etwa, die dazu führten, dass Gefühle und Affekte unterdrückt wurden. Diese Mängel in der psychischen Statik verursachen eines Tages, wenn das Persönlichkeits-Haus des Erwachsenen alltäglichen Belastungen standhalten muss, seelische Probleme. Es zeigt sich dann ein Persönlichkeits- oder Charakterfehler, und man bescheinigt dem Betreffenden eine schwache oder labile, neurotische oder gestörte, unreife oder gespaltene Persönlichkeit.

Defizitorientierung

Nicht nur die Psychoanalyse hat Ideen über den Aufbau der Psyche entwickelt, vergleichbare Vorstellungen haben fast alle therapeutischen Schulen entworfen. Wie auch immer diese Modelle beschaffen sind, sie liefern den Maßstab dafür, was normal oder gesund sein soll. Aus diesem Grund laufen diese Modelle sämtlich darauf hinaus, im Problemfall ein *Defizit* zu unterstellen. Irgendetwas ist beim Aufbau der Persönlichkeit schiefgelaufen, und das gilt es jetzt zu reparieren. Dazu soll in die Persönlichkeitsstruktur eingegriffen werden, um sie in Ordnung zu bringen. Es geht darum, Verdrängungen aufzulösen, Brücken zu bauen, Spaltungen aufzuheben, kurzum – die Persönlichkeit soll entsprechend der jeweiligen Idealvorstellung vervollständigt werden.

Dass man mit solchen Reparaturideen zwar beim eigenen Modell, nicht aber unbedingt beim konkreten Klienten ist, merkte ich vor Kurzem in einer Fortbildung, in der ich meine Arbeitsweise Psychiatern und Psychotherapeuten vorstellte. In einem der Praxis nachgestellten Fall ging es um eine Frau, die sehr eifersüchtig war und von ihrem Mann einen Zugang zu dessen Handy und Computer verlangte, was dieser verweigerte. Es kam zum dauernden Kampf, der die Beziehung allmählich zermürbte.

Meine Beratung des Paares machte nun deutlich, dass die Frau darum kämpfte, ruhig schlafen zu können, während der Mann um seine persönliche Integrität kämpfte. Schließlich fand sich eine Einigung: Die Frau erhielt den gewünschten Zugang zum Handy, nachdem der Ehemann ihre Angst verstanden und begriffen hatte, dass sie einfach Ruhe suchte und es ihr nicht darum ging, ihn zu beherrschen. Der Mann wiederum behielt sich vor, diese Erlaubnis jederzeit zurückzuziehen. Mit dieser Lösung waren beide Klienten zufrieden. Einer der anwesenden Psychotherapeuten wendete jedoch ein: »Das ist doch keine Lösung. Die Grundangst ist doch gar nicht bearbeitet!« Die Grundangst? Liegt da eine unbearbeitete Angst in der Psyche herum, ist da etwa ein morscher Balken eingezogen? Welche *ICD-10*-Diagnose wäre hier zu vergeben?

Vorstellungen darüber, wie es in der Psyche auszusehen hat, wirken sich auf die konkrete Vorgehensweise aus. Wie bearbeitet man eine Grundangst, und wie viele Sitzungen sind nötig, sie aufzulösen? Bei der gemeinten Grundangst handelt es sich um eine existenzielle Angst, letztlich um die Angst, verlassen zu werden. Ist es jemals einem Therapeuten gelungen, diese Grundangst aufzulösen? Oder zumindest so zu bearbeiten, dass Partner nicht mehr eifersüchtig werden, beispielsweise weil sie verstanden haben, dass sie überleben, selbst wenn sie verlassen werden?

Mir ist kein solcher Fall bekannt. Dennoch würden viele Sitzungen durchgeführt und etliche kindliche Traumata offengelegt, bis das trügerische Gefühl entstanden wäre, die Grundangst sei genügend bearbeitet oder gar aufgelöst. Darüber hinaus muss man festhalten, dass diese Klienten nicht mit dem Wunsch in die Beratung kamen, Grundängste zu bearbeiten. Ihnen ging es darum, den Machtkampf einzustellen und ihre Beziehung zu erhalten. Um eine Beziehung zu erhalten, braucht man aber weder eine ›ganze‹ noch eine ›gesunde‹ Persönlichkeit, sondern vielmehr passende Möglichkeiten, mit den auftauchenden Problemen umzugehen.

Das Beispiel zeigt, wie fragwürdig es sein kann, therapeutische Konzepte zur Lösung allgemeiner Lebensprobleme zu nutzen. Denn sobald ein Therapeut einem psychischen Modell anhängt, gewinnt er seine Orientierung daraus, versucht den Klienten daran anzupassen und läuft Gefahr, ihn aus den Augen zu verlieren. Der Therapeut glaubt zu wissen, was für den Klienten zu geschehen habe und wie es zu geschehen habe. Passt er dann nicht ins Modell, wird nicht das Modell, sondern meist der Klient infrage gestellt. Nicht das Modell hat ein Defizit, der Klient hat es. Prof. Helm Stierlin beschreibt die Nachteile einer solchen defizitorientierten Sichtweise recht plastisch:

> Dementsprechend verführt uns eine defekt- und pathologieorientierte Diagnostik psychischer Störungen nur allzu leicht dazu, diese ohne Berücksichtigung des zeitlichen, zwischenmenschlichen und sozialen Kontextes in einem individuellen Charakter oder einer individuellen Persönlichkeitsstruktur festzuschreiben. Es war vor allem dieser Aspekt der im DSM kanonisierten Diagnostik, der den verstorbenen britischen Psychiater D. Laing veranlasste, von diesem Leitfaden in einer persönlichen Mitteilung als der modernen Version des mittelalterlichen Hexenhammers zu sprechen. In der Tat, so könnte man sagen, wurde und wird auf diese Weise ein negatives Merkmal durch eine gesellschaftlich legitimierte Ärzteschaft in die Persönlichkeitsstruktur ›eingehämmert‹ ... Demgegenüber lehrte die systemisch-therapeutische Erfahrung auch unser Heidelberger Team immer wieder, wie schnell sich ein bestimmtes, von den überweisenden Kollegen als negativ und als Ausdruck einer Störung eingestuftes Verhalten – wie etwa das schizoide, das heißt gefühlskalte, teilnahmslose, eine ›schizoide‹ Persönlichkeitsstruktur (DSM-III 301.20) charakterisierende Verhalten – ändern kann, wenn sich der soziale und zwischenmenschliche Kontext ändert.[48]

Vieles im Bereich der Psychotherapie ist eine Frage der Sichtweise, und eine defizitorientierte Sichtweise kommt schnell von oben herab, sie kann die Zusammenhänge nicht überblicken und legt die Patienten daher auf eine Persönlichkeitsstruktur fest, mit der sie arbeiten kann. Dem Klienten schadet das oft mehr als es ihm nutzt.

Ein weiteres Beispiel für Effekte defizitorientierter Betrachtungsweisen stammt aus dem Bereich der Gestalttherapie. Die Therapeutin wurde mit einem Paar konfrontiert, bei dem die Frau einen Seitensprung begangen hatte. Der Mann kam über die Verletzung nicht hinweg und gab an, er verstehe nicht, dass diese Untreue überhaupt passieren konnte, er wolle sich trennen. Die Therapeutin ging aufgrund ihres Beziehungsmodells nun davon aus, dass in der Beziehung etwas fehlen würde, und sie war überzeugt davon, dass dieser Mangel behebbar wäre. In ihrer Vorstellung ist eine Beziehung, in der es zum Seitensprung kommt, unvollständig, einer der Partner hält etwas zurück, sonst wäre der Seitensprung nicht nötig. Sie gab der Frau als Hausarbeit auf, einen Brief zum Thema »Was ich von dem anderen Mann bekommen habe, was ich von dir nicht bekomme« zu schreiben. Diesen Brief las die Klientin in der anschließenden Sitzung ihrem Mann vor. Der hörte einige Minuten zu, dann stand er auf, verließ wortlos die Praxis und ward nicht mehr gesehen. Seine Frau blieb sprachlos zurück. Sie wollte von der Therapeutin wissen, was gerade passiert sei. Die Psychotherapeutin meinte daraufhin: »Das kann ich Ihnen sagen: Ihr Mann ist nicht therapierbar!«

Der Mann war (für sie) nicht therapierbar, weil er nicht in (ihr) Konzept passte. Das hier zugrunde liegende Beziehungskonzept ist ebenfalls auf das Modell der ›einen Person‹ zurückzuführen. Es besagt: ›Wer als ganze Person in der Beziehung da ist, wer nicht verdrängt und liebesfähig ist, der gibt seinem Partner, was dieser braucht, und bekommt von ihm, was er braucht.‹ Man kann sich vorstellen, wie viele Sitzungen mit dem Versuch verbracht würden, einander als ganze Personen zu begegnen, und wie mühsam oder vergeblich das Ziel zu erreichen wäre, einander alles zu geben. Was nicht stimmt, ist die Theorie, die unterstellt, dass zwei Menschen, die sich lieben, sich gegenseitig alle Bedürfnisse erfüllen können, wenn sie in ›ganzpersonaler Liebe‹ miteinander verbunden sind. Über dieses Thema habe ich an anderer Stelle ausführlich geschrieben.[49]

Persönlichkeitsmodelle führen zu Konzepten, zu Ideen darüber, wie ›Ganzheit‹ und ›Heilung‹ erreicht werden können. Diese Konzepte werden dann auf Klienten angewendet.

So rief ein Mann, der sich zum Gestalttherapeuten hatte ausbilden lassen, den Zorn seiner Ausbilder hervor, als er mit der Arbeit beginnen wollte. Ihrer Meinung nach war er noch nicht so weit, mit Klienten zu arbeiten, denn er habe zwar seine depressive und zwanghafte, nicht aber seine narzisstische Schicht ausreichend bearbeitet. In diesem Konzept ist die Person geschichtet, ähnlich wie ein Komposthaufen, und die einzelnen Schichten müssen gründlich umgegraben und durchlüftet werden. Gerda Boyesen, die Begründerin der biodynamischen Psychologie, arbeitete mit der Vorstellung einer ›Primärpersönlichkeit‹. Sie glaubte, in der Psyche gäbe es so etwas wie eine ursprüngliche, unverdorbene Person, die im Laufe des Heranwachsens verschüttet oder verbogen werde und die es wieder freizulegen oder geradezubiegen gelte. Als ob es eine Persönlichkeit vor der Persönlichkeitsbildung geben könne. Der Versuch, die Primärpersönlichkeit zu finden, jene von Problemen verschonte reine Seele, beschäftigte ihre Schüler vergebens. Die Bioenergetik wiederum wollte auf körperlichem Weg den Charakterpanzer aufbrechen und so das ›wahre‹ Selbst freilegen. Es ward nie gefunden.

Vorstellungen über die Psyche wurden zahllose entwickelt. Wie immer sie aussehen, sie liefern die entsprechende Reparaturanweisung und verführen dazu, das Modell mit der Wirklichkeit zu verwechseln und das Konzept für stets anwendbar zu halten. Ein anderer Ausdruck für die negativen Folgen der Defizitbetrachtung lautet: therapeutische Selbstüberschätzung.

Dieser Fehler wurde offensichtlich schon in der Frühzeit der Psychoanalyse von ihrem Begründer Sigmund Freud gemacht. Der französische Philosoph Michel Onfray [50], früher einmal Freud-Anhänger und selbst Analytiker, hat sich intensiv mit Freuds Biografie befasst. Seither verwirft er das Konstrukt der freudschen Psychoanalyse. Er bezeichnet Freuds Theorien als Gedanken über dessen eigenes Leben und sagt, die Psychoanalyse sei so etwas wie eine Autobiografie Freuds. Psychoanalytisch gesprochen: eine Projektion der eigenen Seelenlage auf ein allgemeines psychisches Modell. Onfray beschreibt die analytische Selbstüberschätzung Freuds mit deutlichen Worten. Er bezieht sich u. a. auf einen der berühmtesten Fälle Freuds, bei denen dem Meister angeblich eine Heilung gelang.

> Als der Wolfsmann Sergej Pankejeff 1979 mit über 90 starb, war er ein Mann, der mehr als 60 Jahre lang in psychoanalytischer Behandlung war, seit er 1910 Freuds Praxis aufgesucht hatte. Heilungen sehen anders aus. [51]

Es war Freud und anderen Analytikern nicht gelungen, die Persönlichkeit des Klienten entsprechend dem Modell herzustellen. Wie weit Freud mit seinen Konzepten neben der Wirklichkeit liegen konnte und wie wenig er aus therapeutischer Selbstüberschätzung heraus bereit war, das zu sehen, zeigt auch Freuds Verhalten bezüglich Emma Eckstein, einer weiteren berühmt geworden Patientin, von der Onfray sagt:

Sie ist ein besonderes Beispiel freudscher Borniertheit. Der unter heftigen Blutungen leidenden Frau unterstellte der Analytiker unbelehrbar, sie habe – schwer hysterisch – ihre erotischen Sehnsüchte ihm gegenüber kaschiert. Dabei stellten sich als wahre Ursachen für die Beschwerden gutartige Tumoren in der Gebärmutter heraus. Nachdem sie 1924 an einem Gehirnschlag gestorben war, behauptete Freud noch 1937, sie erfolgreich behandelt zu haben.[52]

Unbestritten sind die Verdienste Freuds. Nicht zu leugnen ist aber auch, dass man die Vorstellung, man wisse, wie eine Psyche beschaffen ist, und das damit verbundene Defizitkonzept viel Schaden anrichten können. Auch heute noch.

Nach einem Vortrag zum Thema ›polykontexturale Psyche‹ rief mir ein Psychiater in der anschließenden Diskussion entgegen: »Ich lehne Sie und Ihr Konzept rundweg ab!«, und erklärte, ich würde »depressives Zeug reden« und sei selbst offenbar »depressiv«. Mein Konzept lehnt er ab? Sei's drum! Aber mich? Als Person, vielleicht sogar als ganze? Seine Schnelldiagnose ›depressiv‹ war zwar kostenfrei, aber unerwünscht. Ich bin solches gewohnt. Nach meinen Thesen zum Schwinden des Begehrens in Langzeitbeziehungen im Buch *5 Lügen die Liebe betreffend*[53] bekam ich von einem Fachmann per E-Mail eine ebenfalls kostenfreie Fernanalyse, in der ich als »fantasielos im Bett« bezeichnet wurde. Er unterstellt mir zudem, ich würde »die eigene Unfähigkeit, das Begehren auf Dauer aufrecht zu erhalten«, also meine eigene Macke, anderen unterschieben. Mich amüsieren solche Angriffe, denn ich kann sie verstehen. Hatte ich doch versucht, dem Psychiater die ›ganze Person‹ wegzunehmen, die er dringend braucht, um seine Patienten zu behandeln; und hatte ich doch die Kompetenz des anderen Therapeuten infrage gestellt, durch seine therapeutische Kunstfertigkeit der ›ganzpersonalen Liebe‹ zum Durchbruch zu verhelfen.

Aufschlussreich ist in beiden Fällen die Pathologisierung, mit der argumentiert wird. Diese entsteht allein aus dem Vergleich mit dem Modell, das der jeweilige Psychologe vertritt. Der Therapeut ›weiß‹, was ›falsch ist‹. Ich bin direkt froh, nicht zu diesen beiden Therapeuten in die Behandlung zu müssen. Aber ich weiß auch, dass Klienten, die solche von Konzepten und Modellen restlos überzeugte Therapeuten aufsuchen, einiges an Pathologisierung und Anstrengungen zum Defizitausgleich zugemutet wird.

Auch andere Kritiker trifft die pathologische Keule. Beispielsweise den Freiburger Professor Giovanni Maio, den ich hier des Öfteren zitiere. Er wies in einem Artikel des *Psychotherapeuten-Journals* kritisch auf die gegenwärtige Entwicklung und die Gefahren einer technisierten und standardisierten Vorgehensweise hin. Dazu entgegnete Dipl.-Psych. Dr. Dr. Ralf Pukrop, der wohl nicht zufällig in einer Klinik, einer Klassifizierungs-Hochburg, arbeitet: »Eine derartige paranoid-ängstlich motivierte Jammerethik ist m. E. vollständig abzulehnen«.[54]

Paranoid-ängstliche Jammerethik? Man muss sich fragen, was Begriffe, die zur Diagnose psychischer Erkrankungen dienen, außerhalb des therapeutischen Kontextes in einer fachlichen Diskussion zu suchen haben. Erklärt sich der Therapeut die Welt allein psychologisch? Wieso nutzt er seine ›Kenntnisse‹ zur Diffamierung anderer Standpunkte? Was mag er erst mit seinen Patienten anstellen, sollten sie Kritik an seiner Sichtweise oder seinem Vorgehen üben?

Ein kurzer Abstecher in die Untiefen der Person

Wie sehr man sich in der ›ganzen Person‹ verheddern kann, davon konnte ich mich bei den Lindauer Psychotherapiewochen[55] überzeugen. Dort ging es in einem Vortrag um das heikle Thema sexueller Übertragung im ›potential space‹ der Therapiesitzung. Also darum, ob der Therapeut/die Therapeutin seine bzw. ihre Klienten sexuell begehren darf. Zum Thema fragte eine Lehrtherapeutin die anwesenden Psychotherapeuten: »Haben Sie auch homoerotische Übertragungen?« Dass sich gegengeschlechtliche Patienten und Therapeuten anziehend finden können, liegt auf der Hand, hier ging es um gleichgeschlechtliche Anziehung. Die Leiterin meinte hierzu sinngemäß: »Es fällt auf, dass hierüber in der Literatur kaum berichtet wird. Möglicherweise ist das ein Tabu, das in der Hemmung homoerotischer Impulse der Mutter ihrer Tochter und des Vaters seinem Sohn gegenüber liegt. Da müsste sich vielleicht in der Gesellschaft etwas ändern, da müsste man mal genauer hinschauen.« Ach ja? Würde man der Gesellschaft dann erklären, dass sie das Tabu auflösen solle? Weiß ein Therapeut inzwischen auch, wie die Gesellschaft auszusehen hat?

Hier wurde die Wirklichkeit auf ein Konzept hin problematisiert. Da saßen gut eintausend Psychotherapeuten und Psychotherapeutinnen, denen es offenbar schwerfiel zuzugeben, dass man Patienten knackig und sexy oder total süß oder liebenswert finden kann, dass man sich in sie verlieben kann, und das vor allem dann, wenn man selbst unter Liebes- oder Sexualdefizit leidet, was bei Therapeuten nicht seltener der Fall ist als bei anderen Menschen. Man einigte sich darauf, dass man Patienten durchaus ›erotisch‹ und ›anziehend‹ finden kann, sogar Liebe für sie empfinden oder sich in sie verlieben darf, dass man diese Impulse aber keinesfalls ausleben dürfe. Die Begründung für die Erlaubnis zum Haben sexueller, erotischer und Liebes-Empfindungen liefert wiederum die Vorstellung von der ganzen Person. »Wir wollen doch dem ganzen Menschen begegnen«, hieß es, »und dafür müssen wir auch als ganze Menschen da sein.«

Was für eine merkwürdige Vorstellung von Ganzheit! Man kann sich doch nicht verbieten, sexuelle Impulse auszuleben, und dann behaupten, man wäre als ›ganzer Mensch‹ da. Den ›ganzen‹ Menschen dürfte man anfassen, küssen, mit ihm ins Bett gehen. Dem Patienten gegenüber sitzt kein ganzer Mensch, sondern ein Therapeut, der von sich selbst nichts preisgibt und der auch seinen Klienten nicht als ganzen Menschen, sondern nur als Klienten im Rahmen von Therapiesitzungen kennenlernt. Darüber hinaus ist niemand für jemand anders als ›ganzer Mensch‹ da, weder im privaten Bereich noch im psychotherapeutischen Bereich. Auch dann nicht, wenn explizit eine ›ganzheitliche Behandlung‹ versprochen wird, wie das heute Mode ist. »Der Therapeut«, so macht sich der Soziologe Peter Fuchs über die Vorstellung solcher ganzheitlicher Behandlung lustig, »schneidet dem Patienten nicht die Fußnägel, er befriedigt ihn nicht sexuell, er kocht nicht für ihn und füllt auch sein Konto nicht auf.«

Schaut man sich in psychotherapeutischen Welten um, so stellt man fest, dass die Vorstellung des ›ganzen Menschen‹ über den Hirnen vieler, vielleicht der meisten Therapeuten schwebt. Aber die Vorstellung, man könne die komplexe Psyche eines Menschen als Ganzes erfassen, ist schlicht abwegig. Man kann bestenfalls so tun, als ob es so etwas wie eine Person oder eine ganze Persönlichkeit gäbe, und dann kann man sehen, wie weit man mit diesem Konzept kommt. Möglicherweise erzielt man im Bereich echter psychischer Krankheiten (aus dem oben genannten sogenannten schwarzen Bereich) durchaus gute Erfolge mit einer solchen ›Als-ob‹-Orientierung. Im Bereich der allgemeinen Lebensprobleme ist die Vorstellung der ganzen Person allerdings meist hinderlich, weil man Gefahr läuft, nach Schema zu handeln, statt vage zu bleiben. Man läuft Gefahr, sich für wissend zu halten.

Modelle der psychischen Struktur und daraus abgeleitete Konzepte therapeutischer Arbeit versetzen Therapeuten in eine scheinbar überlegene Position. Psychotherapeuten nehmen ihre Klienten dann bei der Hand und zeigen ihnen den richtigen Weg. Weil sie wissen, wo es langgeht, werden sie Führer, anstatt Begleiter auf der Suche nach Orientierung zu sein. Diese Überheblichkeit den Patienten gegenüber ist meines Erachtens inzwischen systemimmanent. Sie wird durch den Auftrag des Gesetzgebers sogar gefordert. Der grundlegende Fehler besteht darin, dass Modelle, die zur Behandlung psychisch schwer kranker Menschen entwickelt wurden, jetzt auf allgemeine Lebensprobleme angewendet werden.

Durch die Ausweitung des Graubereichs hat die Psychotherapie den Auftrag angenommen, der aus dem allgemeinen Machbarkeitsglauben resultiert und der lautet: Bitte zeigt uns, wie man richtig lebt, befreit uns von Leid und Übel, ihr seid doch die Spezialisten der Seele. Und tatsächlich glauben Therapeuten mittlerweile zu wissen, wie Erfüllung, Glück, Liebe und dauerhaftes Begehren erreicht werden können.

Therapeuten als Life-Manager – diese Vorstellung lässt einen grausen, und doch ist sie längst Wirklichkeit geworden. Das soll der nächste Abschnitt zeigen, der sich mit einigen therapeutischen Behandlungskonzepten für normale Lebens- und Liebesprobleme und der daraus resultierenden Besserwisserei befasst.

Therapeutische Wisserei

Modelle, also Vorstellungen vom Aufbau und Wesen der Psyche, führen zu Konzepten darüber, wie mit der Psyche und ihren Störungen umgegangen werden sollte. Man stellt die Abweichung zum Modell fest und entwirft einen passenden Reparaturmechanismus. Therapeuten glauben dann, zu wissen. Beispielsweise, was der Patient nur ungenügend entwickelt hat, welches Defizit er ausgleichen müsse, wie seine Persönlichkeit zukünftig beschaffen sein solle und worin sein nächster konkreter Entwicklungsschritt auf dem Weg zu einer vollständigen Persönlichkeit bestünde.

Ich bezeichne derartige Gewissheiten als (Besser-)Wisserei. Zahllose Therapeuten praktizieren solche Wisserei, nicht zuletzt, weil sich so scheinbare Sicherheit im Umgang mit den vagen Dingen ergibt. Wie gesagt: Für den Bereich schwerer psychischer Erkrankungen mag dieser Strukturierungsbedarf nachvollziehbarer erscheinen, doch im Graubereich allgemeiner Lebensprobleme führt er zu unnützen Urteilen über Klienten.

Das lässt sich am Beispiel eines ehemals bekannten, 40-jährigen Politikers aufzeigen. Der Mann verliebte sich in eine 16-Jährige und führte eine mehrmonatige Affäre mit der jungen Frau. Wie in solchen Fällen üblich, stürzte sich die Presse auf das Thema und forderte Psychotherapeuten zu Stellungnahmen auf. Ein Psychotherapeut kommentierte, der Mann könne sich dank einer solchen Frischzellenkur der Illusion hingeben, dass das Leben für ihn nicht endlich sei. Eine Psychotherapeutin sprach dem Politiker die Fähigkeit ab, eine Liebesbeziehung zu einer gleichaltrigen, einer ebenbürtigen Frau aufzubauen. Sie sagte, er könne nicht lieben, deshalb würde er auf jugendliche Reize fliegen.[56] Beide Diagnosen laufen auf das Urteil ›unreife Persönlichkeit‹ hinaus, und es liegt auf der Hand, dass der Mann schleunigst seine Persönlichkeit entwickeln sollte.

Betrachten wir diese Wisserei etwas näher, zuerst die Idee, der Mann gebe sich einer Illusion hin, er würde sozusagen eine existenzielle Realität *verdrängen*. In der leidenschaftlichen Liebe wird die Zeit überwunden. Verliebte fühlen sich in die Ewigkeit versetzt, was sie erleben, ist ›unendlich‹. Verliebtheit ist insofern immer illusionär, ihre Funktion besteht unter anderem darin, über Grenzen hinwegzuheben. Würde der Politiker, wenn er sich in eine Gleichaltrige verliebte, das Bewusstsein seiner Endlichkeit bewahren? Wohl kaum, wozu sollte das Verlieben dann gut sein? Die Aussage des Therapeuten verweist auf sein Konzept, auf sonst nichts.

Die Beurteilung der Therapeutin mutet noch merkwürdiger an. Sie spricht von Liebesbeziehung und Liebe, ohne zu definieren, was sie darunter versteht. Meint sie eine leidenschaftliche, eine freundschaftliche oder eine partnerschaftliche Liebe?[57] Wie kann sie aus der Tatsache, dass der Mann eine Affäre mit einer 16-Jährigen hat, schließen, dass er keine Beziehung zu einer gleichaltrigen Frau aufbauen könnte? Zudem sie wissen müsste (es steht im Artikel), dass der Politiker eine feste gleichaltrige Partnerin hat. Ihre Unterstellung wirkt unverschämt. Darüber hinaus: Wieso sollten gleich alte Partner per se gleichwertig sein? Jemand im gleichen Alter kann sich aktuell in einer Lebenskrise befinden und daher emotional schwächer als sein Partner sein. Darf man sich dann nicht auf eine Liebesbeziehung zu ihm einlassen? Sollten Paare vielleicht eine Gleichwertigkeitsprüfung vor einer psychotherapeutischen Kammer ablegen, bevor sie eine Partnerschaft eingehen, damit alles therapeutisch korrekt abläuft? Die Idee ist nicht so abwegig, wie es scheinen mag.

Schon zur Zeit, als mein Buch *5 Lügen die Liebe betreffend*[58] erschien, forderten etliche Therapeuten, jedes Paar sollte therapeutisch begleitet werden oder zumindest vor der Ehe eine Beziehungsschulung durchlaufen. Solche abstrusen Ideen gibt es heute noch. Therapeuten sind ganz offenbar versucht, aus individualpsychologischer Perspektive auf soziale Zusammenhänge zu blicken, und wollen die Gesellschaft dann, sozusagen therapeutisch korrekt, gestalten. Außer Acht bleiben aus der therapeutisch begrenzten Sicht allerdings sozialpsychologische Aspekte, beispielsweise die Frage nach der sozialen Funktion von Untreue und anderen Grenzüberschreitungen und danach, ob nicht gerade solche Abweichungen von der Norm zu einer Weiterentwicklung der Gesellschaft beitragen.

Ist reife Liebe grundsätzlich anzustreben, oder hat die verrückte Verliebtheit eine eigene Funktion, beispielsweise die, festgefahrene Situationen aufzubrechen? Wissen diese beiden Therapeuten, was Liebe ist und wie sie gelebt werden soll? Zumindest erwecken die Psychotherapeuten den Anschein, sie hätten den Durchblick. Dabei problematisieren sie eine Lebenssituation unnötig. Obwohl der Politiker gar nicht in ihrer Praxis auftauchte, um ein psychisches Problem zu lösen, wird ihm eines unterstellt. Man ahnt, wie womöglich mit tatsächlichen Klienten, die sich in vergleichbaren Situationen befinden und die eine Therapie in Anspruch nehmen, umgegangen wird. Man wird versuchen, ihnen Reife und Liebesfähigkeit beizubringen. Man wird ihnen die Endlichkeit des Lebens verdeutlichen. Mit anderen Worten: Man wird sie auf Durchschnitt trimmen wollen.

Die Eroberung des Graubereichs durch die Psychotherapie führt dazu, dass man Menschen mit ganz normalen Problemen, die dann als Patienten bezeichnet werden, einiges zumutet.

Darauf weist beispielsweise ein Wissender selbst hin, der vorher schon zitierte bekannte Sexualtherapeut[59], der sich so treffend über die Diagnosen des *ICD-10* lustig machte. Der Therapeut bezeichnet sich und seine Zunft selbstkritisch als Besserwisser. Er widerruft sogar Empfehlungen zur Machbarkeit partnerschaftlicher Sexualität, die er im Jahr 2001 selbst in einem Ratgeberbuch für Paare gegeben hat. Wie die meisten seiner Kollegen heute noch, glaubte er damals, Paare würden etwas falsch machen, wenn ihr Begehren im Laufe der Zeit schwindet. Ihnen wurde mangelnde Sensibilität oder fehlende Kommunikation unterstellt, und es wurden ihnen Sensibilitätsübungen und ›Wonneworte‹ verordnet. Heute, zehn Jahre später, hat der Therapeut begriffen, dass seine Machbarkeitsversprechen restlos überzogen und seine Wisserei substanzlos war. Heute vertritt er das genaue Gegenteil seiner ursprünglichen Thesen, indem er sagt:

> Lust kann man gar nicht fördern. Der Lustverlust lässt sich nicht wegmachen. Peinlich genug, wie lange es gedauert hat, bis ich das Offensichtliche sehen wollte.[60]

Das ist bemerkenswert. Da gibt ein ehemaliger Machbarkeitsprophet zu, Wisserei betrieben zu haben, mehr noch, er gibt zu, damit in eine Sackgasse geraten zu sein – das allein verdient hohen Respekt! Es gibt wenige Therapeuten, die sich trauen, so etwas öffentlich zu tun. Man muss sich nur vorstellen, wie viele Menschen in den letzten Jahrzehnten von Therapeuten mit dem Versuch gequält wurden, ihr verloren gegangenes Begehren durch Übungen und Techniken wiederherzustellen, und wie viele sich als Versager fühlen mussten, weil sie der therapeutischen Lehrmeinung nicht entsprechen konnten.

Der Therapeut hat widerrufen. Doch ist er jetzt geläutert? Verzichtet er zukünftig auf therapeutische Besserwisserei? Leider nein, er holt nur kurz Luft und macht dann auf gleiche Weise weiter, nur mit einem anderen Konzept. Er erklärt die Formel »Ich begehre, also liebe ich« zu einer »Wahnvorstellung« und die sexuelle »*Lust auf …*« zu einer »verdrehten Männersex-Romantik«. Bei seinem Satz: »Ich meine, Mann und Frau sehnen sich nach dem gesunden Welt-Gesundheits-Organisations-Sex«, erntet er heiteres Gelächter und aufbrausenden Applaus. Den mehr als eintausend Therapeuten im Saal gefällt offenbar, wie hier Klienten kritisiert werden. Die Kritik fällt noch deutlicher aus. »Der Bedürftige braucht den anderen, wie das Auto, das ohne Zapfsäule stehen bleibt. Das klingt nicht extrem beziehungsfähig, eher berechnend, eng und ausgenüchtert.«

Der bedürftige Klient? Sehnsucht nach Sex? Lust *auf* ...? Berechnende und ausgenüchterte Sexualpartner? Klare Fälle für die Therapie! Diejenigen sind nämlich zu wenig ›beziehungsfähig‹. Man sieht: Ist ein Konzept gestrichen, ziehen Therapeuten ein neues aus der Tasche. *Beziehungsfähigkeit* lautet die neue therapeutische Wunderformel. Wie aber definiert man Beziehungsfähigkeit? Sind beispielsweise Lady Gaga, Helmut Kohl, Mick Jagger, Gerhard Schröder, Til Schweiger, Joschka Fischer etc. beziehungsunfähig? Müssen sie und wir alle zur Therapie?

Bleiben wir noch einen Moment auf der Spur des neuen Konzepts. Der Therapeut entwickelt aus seinem Konzept nun eine Idee. Er empfiehlt, Lustverlust als Gewinn zu sehen. »Das Begehren, ich meine, das Wort Begehren, würde sich auf einmal outen als eine Figur, die etymologisch eng verwandt ist mit so wenig sympathischen Wortgesellen wie Gier, Geifer ...« Spätestens damit wandelt der Therapeut auf den Pfaden der Pathologisierung. Wer ›Lust auf ...‹ hat, ist unfähig, den Lustverlust als Gewinn zu sehen und sich von Gier und Geifer zu befreien. Was hat der Therapeut eigentlich gegen Gier und Geifer? Nun aber kommt er richtig in Fahrt und ruft unter lautem Applaus aus: »Die *Lust auf* geht meistens schief, denn wer etwas will, was nicht ist, der hat ein Problem. Sofort!«

Damit verwandelt sich der Therapeut in einen Prediger oder Philosophielehrer und beschwört: »Mein Gott, sehen die [die Patienten] denn nicht, wie unglücklich sie sich machen, indem sie ihr Glück dort suchen, wo es nicht ist, weil sie gehört oder gelesen oder ganz früher mal selber erfahren haben, was und wie Glück ist oder war oder sein sollte?« Halleluja! Schließlich zitiert er das Aperçu aus Elfriede Jelineks *Über Tiere*, ein Theaterstück über die moderne Prostitution: »Liebe ist, nicht arbeiten zu müssen.« Wieder erhält er begeisterten Applaus. Allerdings haben die 1150 zustimmenden Therapeuten selbst jahrzehntelang die ›Arbeit an der Liebe‹ propagiert und praktiziert und werden das auch weiterhin tun. Die Rede befreit sie nur für Augenblicke von der Sinnlosigkeit einer Liebesarbeit, die partout nicht auftrags- und zielgerecht gelingen will. Zum Abschluss beschwört der Therapeut den Alltag als die wahre Quelle der Liebe und bemüht die alte Mär der fehlenden Zeit für Zärtlichkeiten als Ursache des Liebesverlustes. »Dabei weiß ich doch, dass Zeit der Rohstoff der Liebe ist.«

Er *weiß* wieder, er ist Wissender geblieben. Seine schlussendliche Erkenntnis über die Ursachen des therapeutischen Versagens trifft den Nagel allerdings exakt auf den Kopf. Er sagt: »Warum ich in meiner Praxis ähnlich ineffizient bin wie diese Leute [die Paare] miteinander im Bett? Ich bin nicht ergebnisneutral!«

Das ist allerdings wahr! Jemand, der Modellen und Konzepten folgt, der glaubt zu wissen, wohin es gehen soll und was es mit Lust und Liebe auf sich hat, der ist nicht ergebnisneutral, der drückt anderen seine Sichtweise auf, der therapiert sie, ganz im Sinne des Gesetzes, auf der Grundlage von Ursache und Wirkung. Um das zu zeigen – und nicht, um den Therapeuten zu diffamieren, vor dessen mutiger Offenheit ich den Hut ziehe –, zitiere ich dieses Beispiel so ausführlich. Und um zu zeigen, dass Psychotherapien, die auf Persönlichkeitsmodellen, Wachstumsvorstellungen, Phasenmodellen und anderen fragwürdigen Beschreibungen psychischer Zusammenhänge aufbauen, nicht ergebnisneutral sind und es nicht sein können.

Ergebnisneutralität wäre allerdings ein grundlegendes Kriterium einer Psychotherapie, die der zunehmenden Individualisierung und den vagen psychischen Zusammenhängen Rechnung trägt.

Ergebnisneutralität bedeutet: Ich weiß nicht, wie deine Psyche beschaffen ist, ich weiß nicht, was gut für dich ist, ich weiß nicht, wie die Lösung deines Problems aussehen wird, aber ich bin durchaus bereit, mich mit dir auf die Suche danach zu machen – und ich erkenne *deine* Lösung an, ganz gleich, was ich selbst davon halte.

Steuerung des Begehrens

Der zitierte Therapeut hat seine Machbarkeitsversprechen hinsichtlich des sexuellen Begehrens widerrufen. Verzichten die anwesenden Therapeuten und Sexualtherapeuten zukünftig auf entsprechende Konzepte, werden sie ergebnisoffen arbeiten? Wohl kaum, es hat sich schon angedeutet, in welche Richtung es konzeptuell im Bereich der Sexualtherapie zukünftig geht: in Richtung einer sogenannten Beziehungsfähigkeit.

Diesen Ansatz bietet in erster Linie der amerikanische Sexualtherapeut David Schnarch an. Der Mann wird gegenwärtig in der Szene deutscher Sexual- und Paartherapeuten als eine Art Erlöser gehandelt, als Erlöser aus therapeutischer Ratlosigkeit. Schnarch hat eine ›Psychologie des Begehrens‹ entworfen. Keine Kleinigkeit, wenn man das anmerken darf. Der Mann weiß nun, dass und wie dauernde Leidenschaft in Ehen möglich ist. Den frustrierten Sexualtherapeuten, deren vorwiegend auf Masters/Johnson oder das Hamburger Modell zurückgehende Methoden sich festgefahren hatten und die in schwere Behandlungsnöte geraten sind, kommt der Ansatz gerade recht. Liefert er ihnen doch eine neue Schablone, die sie an ihre Klienten anlegen können.

Diese Schablone lautet in einem Wort: *Differenzierung.* Schnarch ist überzeugt: »Ein stabiles und gleichzeitig flexibles Selbst zu entwickeln gibt der Liebesbeziehung eine tiefere Bedeutung und ermöglicht eine langfristig leidenschaftliche Ehe.« Und er fragt: »Sind Sie bereit, sich stärker auf ihr sexuelles Verlangen einzulassen?«[61] Seine Überzeugung wird zwar nur durch die ausufernden Schilderungen des Autors selbst gestützt, dennoch wird sie von den übrigen Wissenden begeistert aufgegriffen. Seither arbeiten Sexualtherapeuten verstärkt an der Differenzierung der Partner und bemühen sich, sie auf ein höheres Level des Selbstempfindens zu heben.

In Schnarchs Schriften stapeln sich übrigens die Trademarks, er scheint extrem an der Vermarktung seiner Methode interessiert zu sein. Folgerichtig muss man seine Bücher und Vorträge auch als Werbeveranstaltungen verstehen, als Verkaufsveranstaltungen für Behandlungskonzepte. Seine Bücher enthalten zudem etliche Merkmale von Gurutum und Eingeweihtenwissen. Bei ihm gibt es ›wahre‹ Liebe und ›echte‹ Nähe und ›wirkliche‹ Offenbarung und ›tiefe‹ Begegnung und verschiedene ›Stufen‹ der Differenzierung. Die Wortwahl entspricht wohl nicht zufällig der eines Priesters.

Merkwürdig finde ich weniger, was Schnarch verbreitet, sondern wie begeistert seine Wisserei in therapeutischen Kreisen aufgesogen wird. Denn sein Ansatz ist alles andere als neu. Statt von ›Differenzierung‹ zu sprechen, benutzten andere vor ihm den Begriff ›Bezogene Individuation‹[62], aber diese Psychotherapeuten blieben auf dem Boden und versprachen keine Wunder. Mit Schnarch hingegen arbeitet ein Therapeut an der Differenzierung der Partner, der in seinem Buch[63] sagt: »Die meisten Menschen erreichen ihre sexuelle Reife nie.«[64] Das tun wohl nur Menschen, die von ihm therapeutisch auf die Höhen persönlichen Wachstums gehoben werden.

David Schnarch tritt als Priester des Verlangens auf und gehört zu den Wissenden. Er weiß, wie Ehen zu führen sind und dass es an den Partnern liegt, wenn ihr Verlangen schwindet, und er bietet ein therapeutisches Stufenmodell an, wie geschaffen für eine harte und ausdauernde Arbeit an der Persönlichkeit.

Therapeuten, die seiner Methode folgen, dürfen sich ebenfalls zum ausgewählten Kreis der Eingeweihten zählen. Von Ergebnisoffenheit, wie der Psychotherapeut Klaus Heer sie anmahnt, ist hier nichts zu bemerken.

Selbstredend ist auch an David Schnarchs Ansatz – wie übrigens an allen Konzepten und Modellen – etwas dran. Dass Partner, die sich in einer symbiotischen Verbindung aufgeben, meist ihr sexuelles Begehren verlieren, kann man gelten lassen, ist aber ein alter Hut. Bei diesen Paaren kann eine Differenzierung oder bezogene Individuation durchaus zu einem zweiten Frühling führen. Helfen kann sein Ansatz auch Verklemmten, denen Schnarch auf Dutzenden von Seiten einhämmert, vom ›Ficken‹ zu reden. Auch das kann eine Wirkung haben, weil das Verruchte damit Einzug in der Ehe hält. Ebenso wie der inquisitorisch geforderte Sex mit offenen Augen, bei dem man angeblich dem ›wahren Wesen‹ und ›innersten Kern‹ des Partners begegnet. Aber sein Versprechen, die Partner könnten sich quasi lebenslang an der personalen und sexuellen Differenz bedienen und so Liebe und Begehren für immer zur Verfügung haben, ist durch nichts zu belegen als durch seine persönliche Überzeugung. Man kann sich vor solcher Wisserei daher nur hüten.

Es liegt auf der Hand, dass therapeutische Modelle und Konzepte zu Überheblichkeit verführen. Derartige Wisserei kann, wenn die Umstände es erlauben, aber extreme Form annehmen und direkt in den Machtmissbrauch durch Psychotherapeuten führen.

Ein Beispiel hierzu stammt aus der Psychiatrie-Klinik Hadamar. Dorthin wurde ein Lehrer eingewiesen, nachdem er wegen Vergewaltigung verurteilt worden war. In den zwei Jahren, die er im Gefängnis verbrachte, mühten sich sechs verschiedene Psychologen vergeblich ab, ihn zu einem Schuldbekenntnis zu bewegen. Ob seiner Weigerung dazu und weil er auf seiner Unschuld beharrte, galt er als »nicht einsichtig« und »therapieresistent«. Die Psychologen wollten ihn sogar in eine Familientherapie mit seinen Eltern bringen, damit die Eltern »nicht länger seine Unschuldsbehauptung stabilisieren«.[65] Der Mann ist inzwischen wegen erwiesener Unschuld freigesprochen, die angeblich vergewaltigte Frau hatte sich als notorische Lügnerin erwiesen. Keiner der Psychologen und Therapeuten war in der Lage, die Unschuld des Mannes zu erkennen oder zumindest für möglich zu halten. Sie kamen schlicht nicht auf die Idee, mit ihrer Einschätzung der ›Täterpsyche‹ danebenliegen zu können. Ihr angebliches Können, ihre Instrumente, ihre Diagnosen versagten kläglich. Das Versagen mag man diesen Leuten nicht einmal vorwerfen, aber dass sie die Dinge nicht vage sein lassen und glauben, sie hätten den Durchblick, oder zumindest so tun, dass kann man ihnen vorwerfen. Das ist Wisserei in tragischer Aktion. Übrigens hat sich keiner der Therapeuten bei dem Lehrer für sein diagnostisches und therapeutisches Versagen entschuldigt.

Fatal an solchen Vorgängen ist, mit welcher Selbstherrlichkeit Psychotherapeuten auftreten, wenn man ihnen Raum und Gelegenheit dazu gibt. Ihre Arroganz wächst parallel zur Macht, mit der sie ausgestattet werden. Beispiele für solchen Machtmissbrauch sind daher auch in psychotherapeutischen Kliniken zu finden. Dort gilt beispielsweise entgegen jeder therapeutischen Logik die Regel, dass ein Klient seinen Therapeuten *nicht* aussuchen darf. Das hat zur Folge, dass Therapeuten mit einem ihnen zugeordneten Patienten womöglich nicht gut klarkommen, woraufhin der Patient unzufrieden das Haus verlässt. Das Entlassungsgutachten wird dann so verfasst, als wäre der Patient der Problemverursacher – damit die Klinik gut dasteht. Ambulante Therapeuten wissen von dieser Vorgehensweise.

Wie fragwürdig selbst Konzepte sind, nach denen Menschen jahrzehntelang ›wissenschaftlich abgesichert‹ beurteilt und behandelt wurden, zeigt das Thema Persönlichkeitsstörung. Eine Persönlichkeitsstörung galt lange Zeit als massive psychische Erkrankung, bei der wenig Aussicht auf Heilung bestand. Patienten mit einer derartigen Diagnose waren in den Praxen entsprechend gefürchtet und galten als nicht therapierbar. Mittlerweile ändert sich, zumindest bei einigen Forschern, die Einschätzung der Lage, ja sie kehrt sich regelrecht um.

Bisher ging man davon aus, dass Persönlichkeitsstörungen hoch pathologisch sind. Man sprach von schweren, tief greifenden, früh entstandenen und kaum behandelbaren Störungen. Diese Annahme hält jedoch einer genaueren Prüfung nicht stand. ... Persönlichkeitsstörungen sind nicht pathologisch.[66]

Eine Frau mit fehlender Krankheitseinsicht

Mir gegenüber sitzt eine chaotisch wirkende, unzusammenhängend sprechende Frau. Sie weiß offenbar nicht, wie sie sich anderen (in diesem Fall mir) darstellen soll. Sie springt von Rolle zu Rolle und geht in Erzählungen und Vorspiegelungen verloren. Teilweise widerspricht sie sich in einem Satz. Wer ihren Worten zuhört, wird selbst verwirrt, er bekommt die Frau nicht zu fassen. Ganz schnell entsteht der Eindruck, mit der Psyche der Frau stimme etwas nicht. So ist es wohl den Therapeuten der Klinik ergangen, in die sich die Frau einweisen ließ. Sie diagnostizieren eine Persönlichkeitsstörung und versichern der Frau, sie sei psychisch schwer krank. Sie verbringt drei Monate in der Klinik, erhält Gesprächssitzungen, trifft gelegentlich den Chefarzt und nimmt drei verschiedene Psychopharmaka ein. Nur – das scheint ihr nicht zu helfen. Aus Sicht der Therapeuten verweigert sie sich und besteht sogar darauf, nicht krank zu sein. Dieser Selbstbehauptungsversuch wird mit dem Hinweis gekontert: »Frau X, ihre schwerste Krankheit heißt fehlende Krankheitseinsicht.«

Die Frau verlässt die Klinik. Es geht ihr teilweise sehr schlecht, aber sie schlägt sich ohne Behandlung durch. Nach einem Jahr ist sie sehr stolz darauf, so lange ohne Medikamente auszukommen. Ich frage sie, worauf sie in Zukunft stolz sein möchte. Sie antwortet mit einer Fantasie: Am liebsten würde sie mich (den Berater) wie einen Schutzengel mit in ihren Alltag nehmen. Jemanden, der quasi über ihr schwebt und der da ist. Auf die Frage, was anders sei, wenn so etwas möglich wäre, antwortet sie: »Dann hätte ich jemanden, der teilnimmt.«

Hier zeigt sich das Problem der Frau. Sie läuft mit der festen Überzeugung durch die Welt, dass niemand an ihr, an ihren Gefühlen, Gedanken, Empfindungen teilnehmen möchte. Deshalb zeigt sie sich niemand gegenüber authentisch, sondern präsentiert sich unablässig so, wie sie glaubt, dass ihr Gegenüber sie gerade haben möchte. Sie zeigt viele Gesichter, mal intelligent, mal aggressiv, mal witzig, mal schwach, mal patent, in jedem Moment anders, auf der Jagd nach Anteilnahme. Die Zuwendung, die sie auf diese Weise bekommt (dazu gehört auch die problembezogene Zuwendung der Therapeuten), bezieht sich aber auf die präsentierten Masken und nicht auf ihre tatsächlichen inneren Vorgänge und bleibt daher ohne die ersehnte Wirkung. Die Frau bestätigt ungewollt permanent ihre Überzeugung »Ich bin nicht gemeint, keiner interessiert sich für mich«.

Diese Frau hat keine psychische Krankheit, sondern eine Beziehungsstörung. Sie hat offenbar zu wenig erfahren, dass jemand ›Anteil nimmt‹. Auch die Therapeuten der Klinik haben ihr dieses Gefühl nicht vermittelt. Sie haben dabei offenbar übersehen, wo die Frau bereits ›sie selbst‹ ist. Nämlich in ihrem Kampf gegen das Stigma ›Kranksein‹, in ihrem Bemühen, ohne Medikamente auszukommen, in ihren Fantasien von Anteilnahme.

Die Haltung der Therapeuten wird verständlich, wenn man sich vorstellt, dass im Behandlungsteam von einer schlechten Aussicht auf Besserung und der Notwendigkeit von Medikation ausgegangen wurde. Zu allem Überfluss war die Frau privat krankenversichert, was sie zum Objekt verschiedener Interessen machte. Für die Klinik war sie eine verlässliche Kranke mit gutem Tagessatz. Für den Chefarzt war sie eine lukrative Abrechnungsmöglichkeit, denn er berechnete auch die Sitzungen ab, die er an untergeordnete Therapeuten delegierte. Für die Pharmaindustrie brachte sie 1400 Euro monatlichen Umsatz. Für die Therapeuten war sie eine anstrengende Patientin mit wenig Aussicht auf Heilung. Wer in diesem System war eigentlich an ihrem Problem interessiert?

Persönlichkeitsstörungen sind nach Ansicht von Prof. Rainer Sachse vor allem Kommunikationsstörungen. Sie beruhen nicht auf psychischen Defekten, sondern auf einer in der Vergangenheit entstandenen und mittlerweile unzutreffenden Deutung menschlicher Verhältnisse. Persönlichkeitsstörungen stellen Problemlösungsversuche dar. Wer sich beispielsweise hysterisch gibt, der will damit das Problem lösen, dass er sich zu wenig beachtet fühlt. Man kann davon ausgehen, dass dieser Lösungsversuch unter den familiären Umständen, in denen er entstanden ist, eine Leistung und kein Versagen darstellte. Ebenso nachvollziehbar ist, dass die gleiche Verhaltensweise im erwachsenen Leben zu Problemen mit anderen Menschen führt. Demzufolge ist es nicht nur sinnlos, sondern auch falsch, Klienten mit entsprechendem Verhalten als psychisch krank zu betrachten. Man kann sich leicht vorstellen, welchen Unterschied in der persönlichen Begegnung es macht, ob ein Therapeut seinen Klienten für psychisch schwer krank hält oder ob er eine Kommunikationsstörung bei ihm sieht.

Die ›klassische‹ Auffassung von Persönlichkeitsstörungen ist, dass Personen entweder ungestört (unpathologisch) oder gestört (pathologisch) sind und dass es eine klare Trennung zwischen beiden Zuständen gibt. Tatsächlich sind die Verhältnisse aber überhaupt nicht so.[67]

Wahrscheinlich arbeitet die Mehrzahl der Therapeuten nicht auf der Höhe der Erkenntnisse von Prof. Sachse, sondern behandelt Persönlichkeitsstörungen nach wie vor als kaum behandelbare schwere Störungen. Das zeigt das Beispiel der Frau, das im vorigen Kasten beschrieben wurde.

Wisserei schafft Patienten

Der Nachteil von Konzeptglauben und Wisserei besteht in der Haltung, die man den Klienten gegenüber einnimmt: eine Haltung von Überlegenheit. Diese Haltung wirkt auch dann, wenn sich der Therapeut nicht darüber im Klaren ist. Sie verrät sich oft schon im Sprachgebrauch, wenn Therapeuten wie selbstverständlich von ›Patienten‹ sprechen, obwohl ihnen Menschen gegenübersitzen, die lediglich Probleme haben. Wer aber meint, seine Klienten seien krank, der kann auf Dauer kaum anders, als sie zu behandeln, anstatt sie zu begleiten. Dabei verschwinden sogenannte psychische Krankheiten manchmal von selbst und auf unerwartete Weise, wie das folgende Beispiel zeigt.

Eine Depression verschwindet auf wundersame Weise

Ein Mann schrieb mir einen Brief, aus dem ich folgende Auszüge zitiere:»Ich hatte seit der Pubertät Depressionen, war 14 Jahre lang in Therapie, es war damals eine endogene Depression diagnostiziert worden, ich nahm 10 Jahre lang regelmäßig Psychopharmaka. Das half mir bei vielem, aber die Depressionen blieben. Dann kam die Geschichte mit dieser Frau.

Frauen fanden mich immer super. In der Schule war ich immer von den beliebtesten umgeben. Aber ich wäre nie darauf gekommen, dass irgendeine etwas von mir wollte. Es war wie verhext, die leckersten Tortenstücke auf dem Teller, aber du denkst, sie sind nicht für dich, sondern für andere. Immer verzichten und sehnen kostet viel Kraft. Kurz vor vierzig ging mir die Energie aus, es lag nicht an meinem Kind, nicht an meiner Frau, es lag an mir. Ich verhungerte, aber ich wusste nicht, wonach ich hungerte, es hatte keinen Namen. Dann ist es eines Tages in einem Hotel passiert.

Ich weiß nicht, Herr Mary, ob Sie diese Situation, die einem schlechten B-Movie alle Ehre machen würde, in epischer Breite lesen wollen. Erst einmal so viel: Eine junge, sehr attraktive Frau hat mich verführt. Sie hat mich mit aufs Zimmer genommen und mir klargemacht, dass sie mich will. Sie wusste, dass ich Familie habe, sie wollte keine Beziehung, sie wollte leidenschaftlichen Sex, wollte mich spüren, sonst nichts. Mich! Das war so unfassbar und hat mich umgeworfen. Damit war schlagartig alles klar: das ist mein Problem, das wusste ich sofort. Nur dass die Lösung so lange reichen würde, das wusste ich nicht. Ich habe mich sofort wie befreit gefühlt, die Depression war wie weggeblasen. Das ist jetzt vier Jahre her, und ich bin immer noch gesund. Keine Tabletten, keine Therapie mehr.«

Der Mann sprach gut von seinem Therapeuten. Doch offenbar war der Grundkonflikt, der hinter dieser Depression stand, nicht erforscht. Der Mann glaubte, auf die begehrenswerten Dinge verzichten zu müssen, sein Sehnen nach etwas Unbenanntem kostete ihn viel Kraft, die Therapie hielt ihn über Wasser, bis zu jenem außergewöhnlichen Erlebnis. Vielleicht war der Therapeut auch geblendet von der schweren Diagnose ›endogene Depression‹, die damals noch vergeben wurde.

Das Krankheitsdiktat, dem sich Therapeuten gefügt haben, bleibt auf Dauer nicht folgenlos. Wer sich intensiv mit einer gesetzlich geforderten Diagnose befasst, der steckt seinen Klienten bereits in Schubladen. Das macht ein Blick auf die OPD-2, die ›Operationalisierte Psychodynamische Diagnostik‹, deutlich, die Therapeuten in Fortbildungen angetragen wird. Im Folgenden sind einige wenige der zahlreichen Fragen aufgeführt, die ein Therapeut in Bezug auf den Klienten per Kreuzchen beantworten soll.

Bewertung	kaum	mittel	sehr hoch	nicht beurteilbar
Leidensdruck:	☐	☐	☐	☐
Persönliche Ressourcen:	☐	☐	☐	☐
Veränderungshemmnisse:	☐	☐	☐	☐
Offenheit:	☐	☐	☐	☐
Sekundärer Krankheitsgewinn:	☐	☐	☐	☐
Leidensdruck:	☐	☐	☐	☐

Solche Diagnosefragebögen sind einige Seiten lang, hinzu kommen Erläuterungen und Kommentare. Man füllt seitenweise Papier aus, kreuzt aufgrund schwammiger Eindrücke und ebenso schwammiger Formulierungen Kästchen an, bildet Quersummen und kommt zu einem Fazit: Man weiß, was dem Patienten fehlt. Eine Therapeutin gestand mir: »Am Ende solcher Beurteilungen hat man den Menschen aus den Augen verloren.« Diese Worte treffen den Kern. Man hat es mit einer Akte zu tun, der Klient wird zur ›Ziffer X‹, so wie in der Medizin ein Mensch zum ›Blinddarm von Zimmer 5‹ wird.

Wohin ein solches ›Alles-über-einen-Leisten-Schlagen‹ führen kann, das zeigt der folgende Kasten zum Thema Sex.

Therapeuten auf Problemsuche

Eine Frau schreibt mir: »Da ich ab und zu leicht labil bin, wenn mein Mann nicht da ist, und ich mich dann sehr einsam fühle, habe ich mich bei einer Psychotherapeutin angemeldet. Gestern war ich das erste Mal da und fühle mich jetzt viel schlechter als zuvor, und zwar wegen einer ganz anderen Sache, als ich eigentlich hingegangen bin. In einem Fragebogen bei der Psychotherapeutin ging es auch um die Häufigkeit von Sex. Jetzt kommt es: Wir haben seit zwei Jahren keinen Sex mehr. Wir haben beide nicht so große Lust drauf, was für uns auch in Ordnung ist. Die Psychotherapeutin sagte aber: ›Oh Gott, seit zwei Jahren keinen Sex, das ist beim besten Willen nicht normal. Ist Ihr Mann vielleicht schwul oder hat er eine Geliebte? Ansonsten müsste es gesundheitliche Probleme geben. Ein Mann in dem Alter muss mindestens zweimal die Woche Sex wollen. Da liegt auf jeden Fall ein Problem vor.‹ Ich war danach ziemlich schockiert, und auch mein Mann hat angefangen, sich Sorgen um unsere Beziehung zu machen.«

Hier sorgt die Psychotherapeutin selbst für das Problem, das sie anschließend behandeln möchte. Das Beispiel ist extrem, und so etwas kommt hoffentlich nicht allzu häufig vor, aber es zeigt, wohin der Konzeptglaube führen kann. Sicherlich werden sich solche Fehleinschätzungen häufen, wenn die nächste Generation von Psychotherapeuten auf ihre Klienten trifft, eine Generation, deren Ausbildung wesentlich auf Schematisierungen beruht und die kaum etwas anderes als Schablonendenken kennt.

Endlos ließen sich Beispiele für Wisserei fortführen. Doch Therapeuten saugen sich diese nicht aus den Fingern. Sie übernehmen Konzepte aus Methoden, in denen sie ausgebildet werden, und nicht zuletzt aus wissenschaftlichen Forschungen, mit denen die Psychotherapie neuerdings verstärkt versorgt wird.

Wissenschaftliche Scheinobjektivität

Psychische Modelle und die daraus entstehenden therapeutischen Konzepte erwecken den Eindruck, man könne die Psyche analysieren, ihre Funktion exakt beschreiben und psychische Zustände zielgerichtet manipulieren. Und das Ganze lässt sich, wie vom Gesetz gefordert, wissenschaftlich fundiert darstellen.

Tatsächlich hat die Psychotherapie in den letzten Jahrzehnten versucht, sich eine wissenschaftliche Begründung zu geben. Sie will ihre Notwendigkeit statistisch belegen, ihre Methoden schärfen, ihre Effektivität nachweisen. Universitäten und deren psychologische Institute arbeiten daran, die Psyche zu vermessen und dem therapeutischen Zugang zu erschließen. Psychotherapie erscheint unter diesen Bedingungen nicht länger als Umgang mit den vagen Dingen, sondern als wissenschaftlich fundierte Behandlungsform.

Zu ihrer wissenschaftlichen Legitimation drängt es die Psychotherapie selbst, aber zugleich ist sie dazu gezwungen – solange sie öffentlich finanziert werden möchte, und darum geht es ihr vor allem anderen. Ein Blick in die Psychotherapierichtlinien, welche die gesetzliche Grundlage der Psychotherapie formulieren, zeigt, was ihr vom Gesetzgeber vorgeschrieben wird. Einige dieser Anforderungen sind in diesem Kästchen formuliert.

Aus der Psychotherapierichtlinie

§ 3 (1) Psychotherapie, als Behandlung seelischer Krankheit im Sinne dieser Richtlinie, setzt voraus, dass das **Krankheitsgeschehen als ein ursächlich bestimmter Prozess** verstanden wird, **der mit wissenschaftlich begründeten Methoden untersucht** und in einem **Theoriesystem mit einer Krankheitslehre** definitorisch erfasst ist.

§ 4 (1) Psychotherapie dieser Richtlinie wendet **methodisch definierte Interventionen** an, die auf **als Krankheit diagnostizierte seelische Störungen** einen systematisch verändernden Einfluss nehmen und Bewältigungsfähigkeiten des Individuums aufbauen.

§ 4 (2) Diese Interventionen setzen eine bestimmte Ordnung des Vorgehens voraus. Diese ergibt sich aus Erfahrungen und gesicherten Erkenntnissen, deren wissenschaftliche Reflexion zur Ausbildung von Behandlungsverfahren und -methoden, die in einem **theoriegebundenen Rahmen** gemäß § 5 Absatz 1 Nummer 1 und § 6 Absatz 1 Nummer 1 eingebettet sind, geführt hat.

§ 6 (1) Eine zur Behandlung einer oder mehrerer Störungen mit Krankheitswert geeignete Psychotherapiemethode ist gekennzeichnet durch:
- eine **Theorie der Entstehung und der Aufrechterhaltung** dieser Störung bzw. Störungen und eine **Theorie der Behandlung**,
- **Indikationskriterien** einschließlich deren diagnostischer Erfassung,
- **die Beschreibung der Vorgehensweise** und
- **die Beschreibung der angestrebten Behandlungseffekte.**

§ 7 Eine **psychotherapeutische Technik ist eine konkrete Vorgehensweise, mit deren Hilfe die angestrebten Ziele im Rahmen der Anwendung von Verfahren und Methoden** erreicht werden sollen.

Die Paragrafen der Psychotherapierichtlinie drängen die Psychotherapie in Richtung klassifizierender und kodierender Vorgehensweise. Sie ist quasi per Gesetz zum Determinismus, zum Ursache-Wirkung-Denken, verpflichtet. Sie muss vor allem:

- psychische Krankheiten definieren,
- deren Ursachen aufweisen,
- ein entsprechendes Theoriesystem aufbauen,
- darauf abgestimmte Interventionen definieren,
- geplante Verfahrensweisen beschreiben,
- gewünschte Behandlungseffekte beschreiben
- und zielgerichtete Techniken anwenden.

All das soll sie mit wissenschaftlich begründeten Methoden durchführen. Insofern kann man Psychotherapeuten durchaus

verstehen. Sie handeln nach dem Motto: »Ihr wollt Krankheiten/
Ursachen/Theorien/Strategien/Interventionen? Einverstanden,
wir liefern, was verlangt wird!«

Wahr oder unwahr?

Die Frage ist allerdings, ob Psychotherapie überhaupt wissenschaftlich sein kann. Die grundlegende Unterscheidung, mit der
die Wissenschaft arbeitet, ist die Unterscheidung »wahr/nicht
wahr«. Die Wissenschaft kann aufgrund dieser Unterscheidung
problemlos behaupten, dass ein Stein, wenn man ihn loslässt, auf
den Boden fällt. Zumindest auf der Erde, und deshalb ist die Behauptung wahr.

Die Unterscheidung wahr/nicht wahr ist allerdings nicht auf
die Psychotherapie übertragbar. Dort lassen sich keine wahren/
nicht wahren Aussagen treffen. Der Therapeut kann nicht vor-
aussagen, was sein Wirken auslöst. Er kann fünf Menschen die
gleiche Behandlung angedeihen lassen, und es kommen fünf unterschiedliche Ergebnisse dabei heraus. Der Psychotherapeut
kann bei Patienten unterschiedliche Weltsichten feststellen, aber
er könnte nie sagen, welche davon wahr oder unwahr ist. Ist das
Leben leicht oder schwer? Muss man sich anstrengen, oder ist
das schädlich? Hält eine Beziehung aufgrund von Verschwiegen-
heit oder Offenheit länger? Die einzig wahre Antwort darauf ist
eine vage Antwort, sie lautet: Es kommt darauf an. Worauf? Auf
unzählige, unbestimmte Faktoren und auf die unberechenbaren
Reaktionen des Klienten.

Psychotherapie kann keine wahren, unzweifelhaften Aussagen entwickeln, und daher kann sie schon vom Prinzip her nicht
wissenschaftlich sein. Aus diesem Grund gibt es auch keine therapeutischen Methoden, die aus wissenschaftlicher Theorie ab-

geleitet wurden. Die Psychotherapie gewinnt ihre theoretischen Erkenntnisse vielmehr aus der Beobachtung ihres eigenen Handelns. Der Therapeut handelt und sucht anschließend nach Erklärungen für den Erfolg oder Nichterfolg seiner Handlungen. Auf gleiche Weise reproduzierbar sind diese Ergebnisse beim nächsten Klienten dann aber nicht.

Professor Iver Hand, einer der erfahrensten und bekanntesten Verhaltenstherapeuten hierzulande, bemerkt bezüglich der in den Richtlinien aufgestellten Forderung nach einem wissenschaftlich begründeten Theoriesystem:

Was in den Richtlinien steht, ist diesbezüglich nur begrenzt richtig. Die genuin verhaltenstherapeutischen Interventionen sind selten theorieabgeleitet, sondern allenfalls nachträglich theoriebezogen ›erklärt‹. Wenn sie anscheinend theorieabgeleitet waren (wie z. B. die Systematische Desensibilisierung von Wolpe), stellte die empirische Überprüfung (ein Kernelement der VT) nachträglich den Irrtum heraus. Angefangen hat die Verhaltenstherapie mit hypothesenbezogenem praktischen Vorgehen: Es wurde gemeinsam mit den Patienten experimentiert, um herauszufinden, was hilft. Daraus resultierten exzellente Einzelfallstudien. Da die Institute für klinische Psychologie in Deutschland früher – im krassen Gegensatz zu heute – gesetzlich bedingt kaum Zugang zu ›wirklichen‹ Patienten hatten, gab es eine Zeit, in der Studenten ihre psychische Befindlichkeit gegenseitig mit Fragebögen erforschten und die Professoren schwerpunktmäßig komplexe Theorien über das psychische Funktionieren ableiteten. Das könnte einer der Gründe dafür sein, dass inzwischen auch unter Verhaltenstherapeuten stark die Meinung vertreten wird, dass eine Psychotherapie nur so gut ist wie ihre theoretische Begründung. Welch ein Unrecht gegenüber methodisch überzeugend begründeter Empirie! Hat doch selbst der »Vater der Kognitiven (Verhaltens-) Therapie« in einer der führenden Psychiatriezeitschriften 2005 festgestellt, dass die Kognitive (Verhaltens-) Therapie ihre Theorie aus der analytischen Therapie und ihr praktisches Vorgehen aus der Verhaltenstherapie abgeleitet hat![68]

Wissenschaftsforscher bezeichnen Psychotherapie als Bereich, »in dem Entdeckungen und nicht Begründungen angebracht sind«. Es gehe bei psychotherapeutischen Maßnahmen um Empirik. Die Wissenschaftsforscher kommen daher zu dem Ergebnis:

> Psychotherapie ist keine Wissenschaft, sondern eine Profession, in deren Umwelt Wissenschaft – und damit auch Psychotherapieforschung – vorkommt.[69]

Nichtsdestotrotz soll und muss sich die Psychotherapie als wissenschaftlich fundiert darstellen. Doch mehr als einen wissenschaftlichen Anschein kann sie kaum erzeugen.

Krank oder gesund?

Auch die zentrale Unterscheidung, mit der die Medizin arbeitet, die Unterscheidung krank/gesund, hilft der Psychotherapie nicht weiter. Es ist schlicht unmöglich festzulegen, wann ein psychischer Zustand als krank zu gelten hat und wann nicht und wie diese Krankheit benannt werden soll. Zwischen psychischer Gesundheit und Krankheit verläuft keine klare Trennungslinie, vielmehr handelt es sich um einen undurchsichtigen Bereich, in dem wir alle umherwandern oder von Zeit zu Zeit umherirren. Eben jenen Graubereich ganz normaler psychischer Probleme.

Psychologen versuchen nun, Klarheit in den Nebel zu bringen, indem sie ständig neue Krankheiten definieren. Gab es zu Beginn der 50er-Jahre im *DSM*, dem amerikanischen Gegenstück zum Diagnoseschlüssel *ICD-10*, nur 26 anerkannte seelische Störungen, so werden in der vierten *DSM*-Ausgabe bereits 395 (!) psychische Krankheiten beschrieben, in der fünften Ausgabe werden es noch mehr sein. Darunter so bizarre Störungen wie

»Fressanfallstörung« und »Launenfehlregulationsstörung«.[70] In Amerika ist eine neue psychische Erkrankung definiert worden, die »iDisorder«, die mit Angststörungen, Suchterkrankungen oder ADHS verglichen wird. Es handelt sich dabei um die Abhängigkeit von iPhones und anderen Internetprodukten. In Großbritannien spricht man von der Nomophobie als der Angst, ohne Handy unterwegs und damit sozial isoliert zu sein.[71] An weiteren Erkrankungen wird zukünftig kaum Mangel herrschen.

Sind Krankheiten definiert, müssen laut gesetzlicher Bestimmung deren Ursachen dargestellt werden. Leider findet man in der Psyche keine Ursache-Folgen-Wirkung, wie sie sich in der Physik beobachten lässt. Die Psyche funktioniert in schwer durchschaubaren Zusammenhängen, und daher kann das gleiche Ereignis psychisch ganz unterschiedlich verarbeitet werden. Worin soll die Ursache dafür liegen, dass beim gleichen Ereignis ein Betroffener ein Trauma erleidet, der andere jedoch nicht? Damit, wie vom Gesetz vorgesehen, dennoch Ursachen darstellbar sind, werden ausgefeilte Theorien entwickelt, mit denen sich im konkreten Einzelfall aber wenig anfangen lässt. Was bei dem einen Klienten geholfen hat, bewirkt beim nächsten wenig.

Da die Zusammenhänge psychischer Störungen unklar sind und sich nur unvollständig und erst im Laufe einer Therapie darstellen, lassen sich darüber hinaus weder verbindliche Interventionen noch Behandlungspläne noch zielgerichtete Techniken entwerfen, die den Praxistest bestehen, die also allgemein tauglich sind. Das Gesetz fordert ungeachtet dessen eine wissenschaftliche Kodierung, ein Psychotherapeut muss die Kästchen ›krank‹ oder ›nicht krank‹ ankreuzen, also in medizinischen Kategorien denken.

Es wird unendlich viel Zeit und Geld investiert, um den Anforderungen des Gesetzes scheinbar nachzukommen. Die zwanghafte Kodierung von nicht-kodierbaren Dingen dient allein den am Gesundheitswesen beteiligten Interessengruppen. Sie dient Therapeuten zur Behauptung einer Krankheit und Absicherung ihrer Behandlung. Sie dient Wissenschaftlern zu Forschungszwecken, damit sie Symptome und Ergebnisse einordnen können. Sie dient den Kassen zur Abrechnungszwecken. Sie dient auch der Politik, was ein kleines Beispiel zeigt.

Nachdem eine sogenannte wissenschaftliche Studie im Jahr 2012 behauptete, es gebe in Deutschland 560 000 internetsüchtige Menschen, forderte eine für diesen Themenbereich zuständige Politikerin in einem TV-Interview forsch: »Was wir jetzt dringend brauchen, sind Diagnose- und Behandlungsleitlinien.« Die Frau wünscht sich Ziffern und Leitlinien, weil sie mit dieser Forderung *ihr* eigenes Problem löst, nämlich das Problem, sich in der Öffentlichkeit als kompetente und handlungsfähige Politikerin darzustellen.

Für Therapeuten, Kliniken, Wissenschaft, Krankenkassen und Politik ergeben die Kodierungen psychischer Probleme, Leitlinien, Behandlungsschemata etc. Sinn. Ob sie auch den Patienten nützen, ist eine andere Frage. Das zu belegen ist dann Aufgabe wissenschaftlicher Studien, vor allem großer Multicenter-Studien. Was Prof. Iver Hand von solchen Studien hält, macht er unmissverständlich klar.

Heute sollen sich Therapeuten an ›evidenzbasierten‹ Leitfäden orientieren. Das Dilemma fängt aber schon damit an, dass schwierig Einigung erzielt werden kann, was evidenzbasiert ist. Es gibt viele Fehlerquellen auf dem Weg zu großen Multicenter- und daraus resultierenden metaanalytischen Studien, aus denen die Evidenz abgeleitet wird. Zudem gibt es mindestens drei verschiedene Methoden, Metaanalysen durchzuführen, mit der Möglichkeit, entsprechend unterschiedliche Ergebnisse zu produzieren. Die Daten der Patienten laufen also durch etliche Filter, und da kann man sehr viel Tendenziöses hineinbringen. In

Multicenter-Studien ist es oft sehr schwierig, sicherzustellen, dass Patientenmerkmale und therapeutisches Vorgehen hinreichend homogen sind. Beispielsweise sind in der Diagnose ›Depression‹ ein Dutzend verschiedener Erkrankungen untergebracht. So waren denn auch die Ergebnisse der größten Studie zur optimalen Therapie »der Depression« – verglichen wurden Interpersonale Psychotherapie, Kognitive Verhaltenstherapie, Pharmakotherapie und Placebo – in ihrer Aussagekraft katastrophal: Zu jedem Messzeitpunkt gab es andere ›Sieger‹, in der letzten Katamnese-Untersuchung hatten nur noch die Kognitive Verhaltenstherapie und Placebo nachwirkende positive Effekte – und die waren nicht signifikant unterschiedlich! Die geldgebenden Einrichtungen fördern dennoch fast nur noch diese Scheinwissenschaft. Gegen diese ›mainstream‹-Forschungsbürokratie haben individuelle, kreative Ansätze selten eine Chance auf adäquate Förderung. Letztere waren und sind aber die Grundpfeiler der Verhaltenstherapie. Kritisiert werden hinsichtlich dieser gravierenden, möglichen Ergebnisverfälschungen meist nur die Psychopharmaka-Studien – es ist aber längst überfällig, dass auch die Psychotherapieforschung sich mit ihren Fehlerquellen ernsthaft auseinandersetzt![72]

Ich empfehle dem Leser, sich dieses Zitat mehrmals durchzulesen, denn es zeigt den ganzen Irrsinn angeblich wissenschaftlichen Vorgehens im Bereich der Psychotherapie. Prof. Hand beschreibt hier, dass man sich das Ergebnis einer Metastudie – das ist eine Studie, die verschiedene andere Studien analysiert und zusammenfasst – quasi aussuchen kann, je nachdem, welchen Messzeitpunkt man wählt. Wenn dann am Ende nur die Kognitive Verhaltenstherapie und Placebo nachwirkende positive Effekte aufweisen, dann könnte man, wollte man solche Studien gegen jede Vernunft ernst nehmen, auf eine Therapie der Depression gleich ganz verzichten.

Prof. Iver Hand beklagt im Gespräch des Weiteren eine Verflachung der Wissenschaft. Diese ist nicht nur in der psychotherapeutischen Forschung zu beobachten, vielmehr wird mit dem Begriff ›wissenschaftlich‹ generell großer Unfug getrieben, weshalb man als wissenschaftlich bezeichnete Studien mit großer Vorsicht genießen sollte. Schließlich lässt sich heutzutage für fast jede These eine passende Studie finden oder in Auftrag geben.

So kann man beispielsweise die Haltbarkeit einer Paarbeziehung ›wissenschaftlich fundiert‹ auf unterschiedlichste Faktoren zurückführen, etwa auf die Höhe der gemeinsamen Schulden, auf gelingende Kommunikation oder auf das Körpergewicht der Partner, wie in den USA geschehen. Amerikanische Wissenschaftler beobachteten 169 Paare vier Jahre lang und kamen hinsichtlich der Haltbarkeit von Beziehungen zu dem völlig nutzlosen Ergebnis:

> Es ist nicht wichtig, ob eine Frau nur 50 oder 100 Kilogramm auf die Waage bringt, solange ihr Gewicht im Vergleich zu dem des Partners ein geringeres ist.[73]

Welche Behandlung ließe sich aus dieser Erkenntnis ableiten? Sollen Beziehungspartner zukünftig auf die Waage statt in die Paartherapie? Sicherlich ließe sich bei entsprechender Forschung auch eine Korrelation zwischen der Farbe der Lieblingssocken, den Essgewohnheiten, dem Fernsehkonsum, der Körpergröße, der Kinderzahl und der Haltbarkeit einer Ehe herstellen. Glaubt man anderen Studien, soll das Verhältnis der positiven zu den negativen Äußerungen dem Partner gegenüber idealerweise bei 5 : 1 liegen.

Dem Prädikat wissenschaftlich erforscht oder bewiesen wird allzu schnell Vertrauen geschenkt, weil Forschungen oder Studien scheinbar herausbekommen, wie etwas ›ist‹. Aber wissenschaftliche Studien entstehen nicht im luftleeren Raum. Sie sind ausnahmslos interessengeleitet. Entweder sollen sie wirtschaftliche Interessen stützen, wie etwa von der Pharmaindustrie bezahlte Forschungen, oder sie sollen bestimmte Hypothesen der Forscher stützen oder deren persönliche Annahmen über das Leben bestätigen.

Beispielsweise formuliert ein Professor der Universität Göttingen, der über das Internet als Suchtfaktor und die virtuelle Liebe forscht, die Annahme, es sei Aufgabe eines Paares, seine Verliebtheit in eine »wirkliche personale« Liebe zu verwandeln. Zum Thema virtuelle Liebe sagt er: »Wenn einer eine virtuelle Beziehung anfängt, dann würde ich mich schon fragen, was in seiner Ehe nicht stimmt«, denn »die wirkliche Liebe braucht den Körper«, schließlich »sollten ja auch Kinder dabei entstehen können«. Diese Aussagen erscheinen wissenschaftlich fundiert, man ist geneigt zu denken, dass es so ›ist‹, wie der Professor es sagt. Doch schauen wir die Aussagen etwas detaillierter an.

Warum beispielsweise sollte in einer Paarbeziehung etwas nicht stimmen, wenn jemand eine virtuelle Beziehung zu einem Dritten beginnt? Diese Annahme hat nur Sinn, wenn man davon ausgeht, dass eine Paarbeziehung alles liefern soll und kann, was sich Partner erträumen. Doch Paarbeziehungen sind keine Wunscherfüllungs-Einrichtungen; die Erfahrung zeigt, dass sie im Gegenteil etliche Wünsche offenlassen. Die virtuelle (Neben-) Liebe eines Partners kann insofern Sinn haben und eine bestehende Partnerschaft sogar stützen, zumindest zeitweise. Schließlich weiß man, dass eine Liebesbeziehung nicht nur von den Erfahrungen lebt, die die Partner einander mitteilen, sondern dass sie ebenso durch Geheimnisse Bestand hat. Was man dem Partner nicht mitteilen kann, etwa weil er es nicht wissen möchte oder nicht akzeptieren würde, das legt man besser nicht auf den Tisch. Wofür man vom Partner keine höchstpersönliche Bestätigung erhält, wie es die heutige Liebe erfordert, das behält man besser als Geheimnis für sich. Für Bedürfnisse, die den Partner oder die Partnerin erschrecken würden, kann man dann im Internet von Gleichgesinnten Bestätigung erhalten.

Darüber hinaus: Braucht die Liebe tatsächlich den Körper? Nein, denn virtuelle Liebe ohne jede Körperbeteiligung ist möglich. Ich erinnere mich an eine Klientin, die via Internet eine Liebesbeziehung mit einem Mann unterhielt und die es strikt ablehnte, diesen Partner jemals leibhaftig kennenzulernen. Sie sagte, sie fühle sich geliebt wie niemals zuvor und wolle dieses Gefühl nicht durch ein reales Aufeinandertreffen gefährden. Ist das keine Liebe, weil der Körper daran nicht beteiligt ist, weil man den anderen nicht riechen, anfassen, küssen kann und weil keine Kinder dabei herauskommen? Braucht es für die Liebe wirklich einen Körper? Wie viel? Können amputierte, sogar der Geschlechtsteile verlustig gegangene Menschen nicht lieben, weil sie zu wenig Körper haben und nicht zeugen können? Die wahre Liebe, so schwärmen uns Literaten und auch manche Therapeuten vor, ist stärker als der Tod, man könne den Partner über dessen Tod hinaus lieben. Nur gibt es in diesem Fall auch keinen Körper. Warum soll dann diese Liebe als wahre und die virtuelle Liebe als unwahre gelten? Und wie sieht es mit großen Liebespaaren der Geschichte aus, die sich über Jahre oder Jahrzehnte nur Liebesbriefe schrieben, ohne sich jemals zu begegnen? Dürfen sie sich nicht auf die Liebe berufen?

Darüber hinaus: Weiß die Wissenschaft tatsächlich, worin die Aufgabe verliebter Paare besteht? Ist der traditionelle Weg von der ›himmlischen Liebe‹ zur ›Liebe auf dem Boden‹ auch heutigen Paaren noch sozial vorgegeben? Können Individuen sich nicht ebenso für die leidenschaftliche Liebe entscheiden und auf die sogenannte personale Ganzliebe verzichten, und zwar deshalb, weil sie zwar gut allein leben, aber schlecht allein lieben können?

Darüber hinaus: Müssen gemeinsam gezeugte Kinder bei einer echten Liebesbeziehung möglich sein? Geht es nicht auch so durch Adoption oder mit den Möglichkeiten der Medizin?

Diese Überlegungen zeigen, dass scheinbar wissenschaftlich fundierte Aussagen in Vorannahmen verhaftet sein können, indem sie bestimmte Denkmodelle übernehmen und diese Therapeuten anbieten. Therapeuten nehmen solche scheinbar objektiven Erkenntnisse gern von Wissenschaftlern an, liefern sie ihnen doch Maßstäbe, die sie an ihre Klienten anlegen können.

Solche Maßstäbe ergeben sich auch aus der Identifizierung bestimmter Phasen, die jemand durchleben muss, um zu einer sogenannten gesunden oder stabilen Persönlichkeit zu gelangen. In Supervisionen und Fortbildungen werden bei der Vorstellung von Fallgeschichten dann entsprechende Hypothesen darüber gebildet, in welcher Phase es zu einer Fehlentwicklung gekommen ist und wie man mit dem Fall umzugehen habe. Bei solch scheinbar wissenschaftlich fundierter Herangehensweise wird der Einzelne allerdings lediglich mit dem Durchschnitt konfrontiert, mit einer dem Wissenschaftler so erscheinenden Normalität.

Jede doppelblind kontrollierte Studie macht aus dem Patienten tendenziell ein Objekt; sie entzieht dem Patienten das an ihm Unverwechselbare, um zu generalisierten Aussagen zu gelangen.[74]

Wissenschaftliche Studien sagen vielleicht etwas über den Durchschnitt aus, aber nichts über das Individuum. Sie scheren verschiedene Patienten über einen Kamm, um zu verallgemeinerbaren Aussagen zu gelangen. Der Einzelne verschwindet aus ihrer Sicht. Schon deshalb kann der praktisch arbeitende Psychotherapeut nicht viel mit diesen Studien anfangen, denn ihm gegenüber sitzt nicht der statistische Durchschnitt, sondern ein konkreter Mensch.

Der Einfluss der Pharmaindustrie

Es gibt weitere gewichtige Gründe, wissenschaftlichen Studien gegenüber misstrauisch zu sein. Ebenso wie in der Medizin sind Studien nämlich auch im psychotherapeutischen und erst recht im psychiatrischen Bereich käuflich. Das zeigt sich am wachsenden Einfluss, den die Pharmabranche auf die Psychotherapeuten und Psychiater ausübt.

> Von 37 Leitern der Kliniken für Psychiatrie an deutschen Universitäten haben ... offenbar mindestens 35 auf ihrem Berufsweg finanzielle Zuwendungen von Pharmafirmen angenommen.[75]

Beispielsweise hat sich die Deutsche Gesellschaft für Psychiatrie, Psychotherapie und Nervenheilkunde (DGPPN) entschlossen, auf Wunsch ihrer Mitglieder (!) eine Liste geheim zu halten, welche die geschäftlichen Beziehungen zwischen 70 Funktionsträgern, darunter Mediziner angesehener Hochschulen, aufweist. Die Herren und Damen werden die Gründe dieser Geheimhaltung kennen.

Die betreffenden Professoren arbeiten nicht nur an Studien, die sie im Auftrag der Pharmabranche durchführen. Sie arbeiten ebenfalls am *DSM*, dem *Diagnostischen und Statistischen Manual* psychischer Störungen mit. Und sie sitzen in den Fachgesellschaften, in denen Behandlungsleitlinien entwickelt werden. Auf diese Weise erklärt sich auch, warum medikamentöse Behandlungen beispielsweise gegen Demenz, Depression, Psychosen oder die Modekrankheit ADHS so stark zunehmen. Wissenschaftlich gefördert und gefordert, floriert der Markt der Psychopharmaka.

> Psychopharmaka gehören zu den umsatzstärksten Medikamentengruppen überhaupt (Antidepressiva 2009: mehr als 1 Milliarde €).[76]

Die Barmer GEK hat in ihrem Arzneimittelreport 2012 festgestellt, dass etwa 1,2 Millionen Deutsche von Psychopharmaka abhängig sind, davon sind zwei Drittel Frauen, was wenig verwundert, da doch die meisten Ärzte und Psychiater Männer sind. Damit die Kassen nicht dagegenhalten, ist schon ein neuer Trend in Sicht. So sagt der Suchtforscher Prof. R. Thomasius:

> Immer häufiger werden Medikamente, die süchtig machen können, auf Privatrezept verschrieben.[77]

Sogar für das Burn-out-Syndrom, für das es noch gar keine Diagnose im *ICD-10* gibt, kann man mit wissenschaftlicher Begründung Ansätze für eine pharmakologische Behandlung finden:

> Erst seit kurzem rücken neuropsychobiologische Aspekte in den Fokus der Ursachenklärung. Jüngste Befunde aus der Stressforschung zeigen nach den Worten von Prof. Gerber, dass die Hypothalamus-Hypophysen-Nebennierenrinde-Achse einen wichtigen ätiopathogenetischen Faktor darstellt. Dieser zweiten hormonellen Stressachse, kurz HHNA, wird bei der Entstehung des Burn-out-Syndroms eine wesentliche Bedeutung zugesprochen.[78]

Was liegt näher, als zukünftig Erschöpfungszustände hormonell zu behandeln und die Patienten medikamentös auf eine erwünschte Stressbewältigung ›einzustellen‹?

Selbstverständlich hat jeder psychische Zustand physiologische Entsprechungen. Es sind aber nicht Hormone, die Depression entstehen lassen, vielmehr wird eine Depression von einer bestimmten Hormonproduktion begleitet. Menschen werden nicht traurig oder niedergeschlagen, weil sie Botenstoffe produzieren, sondern sie produzieren Botenstoffe, weil sie einen Angehörigen verlieren oder ein Lebensziel verfehlen. Menschen verlieben sich nicht, weil ihr Körper Botenstoffe ausschüttet, vielmehr schüttet er Botenstoffe aus, wenn sie sich verlieben. Unabhängig von psychischen und sozialen Zusammenhängen lassen sich Depressionen aber leicht als Stoffwechselstörung im Gehirn darstellen, Ängste als biochemische Störungen, Unglück als hormonelle Disbalance. So werden psychisch äußerst komplexe Zusammenhänge auf einfache körperliche Ursachen reduziert, und Psychotherapeuten wird eine medizinische Sichtweise aufgedrängt.

Entsprechend der jeweiligen Sichtweise empfiehlt sich ein unterschiedlicher Umgang mit den psychischen Zuständen der Menschen. Aus Sicht des Arztes ist eine Depression medikamentös zu behandeln, ein Psychotherapeut begreift sie jedoch als Ergebnis von Deutungen, für ihn schätzt der Klient seine Lage aufgrund seiner Lebenserfahrungen als aussichtslos ein und verhält sich folgerichtig resignierend. Der gute Psychotherapeut begleitet den Klienten durch sein Tal, der Arzt muntert ihn chemisch auf – und erweist ihm womöglich einen Bärendienst. Denn vielleicht ist es für den Einzelnen richtig, sich eine Weile hängen zu lassen und dabei etwas aufzugeben, was sich als unsinnig erwiesen hat, um dann die Erfahrung zu machen, dass es für ihn auf andere Weise besser weitergeht.

Leider ist begleitende Psychotherapie scheinbar teurer als eine Medikamentenbehandlung, und deshalb bieten sich zukünftig wissenschaftlich verkürzte Sichtweisen an, die ›einfache‹ medikamentöse Behandlung nahelegen. Wie im ärztlichen erfolgt auch im psychotherapeutischen Bereich eine massive Bearbeitung der Szene durch Pharmakonzerne, mit den bekannten Konsequenzen, bis hin zur Manipulation wissenschaftlicher Ergebnisse durch gesponserte Studien und gesteuerte Medienberichte. Was sich in Studien wissenschaftlich neutral darstellt; ist teilweise eine von der Pharmaindustrie gekaufte Scheinobjektivität.

Prof. Iver Hand weiß, wie stark der Einfluss der Pharma-industrie beispielsweise bei Angststörungen ist.

Gerade ist wieder eine große und teure Multicenter-Studie zur »Panikstörung« durchgeführt worden, die erwartungsgemäß zur – bereits seit Jahrzehnten äußerst wirksamen – Verhaltens-therapie bei Panik im Rahmen von Angsterkrankungen nichts Neues erbracht hat. Die »Panikstörung« ist ursprünglich eine Erfindung der Pharmaindustrie aus den 70er-Jahren, die dann leider von den Psycho-/Verhaltenstherapeuten übernommen wurde. Panikattacken sind aber keine Störung i. S. von eigen-ständiger Krankheit, sondern ein Symptom bei unterschied-lichen Erkrankungen. Dieses Symptom ist als Krankheit in die Diagnosen-Kataloge DSM und ICD übernommen worden, weil die Pharmaindustrie behauptete, sie hätte wirksame Medika-mente zu deren Behandlung. In den USA wurde über Jahre von hochrangigen Psychiatern gefordert, die Panikstörung habe, ähnlich wie Diabetes, vor allem genetische Ursachen. Dement-sprechend sollte die Behandlung grundsätzlich mit Medikamen-ten – Antidepressiva oder Benzodiazepinen, je nach Therapie-schule, und bei »Bedarf« auch lebenslänglich – vorgenommen werden! Natürlich gibt es auch Panikattacken bei Psychosen (insbesondere der bipolaren Störung, auch bei deren subklini-scher Ausprägung), und natürlich ist dann die Pharmakotherapie ein zentraler Bestandteil des Behandlungsplanes. Bei gleicher Symptomatik hat das jedoch keine Relevanz für Panikattacken bei anderen Störungen.
Ein weiteres aktuelles Beispiel sind die in den letzten Jahren sprunghaft angestiegenen Studien und Versorgungsangebote zur »Glücksspiel-Sucht« und »Internet-Sucht«. Die Sucht-Diagnose wird in diesen Studien kaum infrage gestellt – obwohl die meis-ten wirklichen Experten seit Jahrzehnten wissen, dass sehr unterschiedliche psychische Störungen zu pathologischem Glücksspielen (als Symptomverhalten) führen können und die Behandlung dementsprechend nur in diagnostisch begründeten (Ausnahme-)Fällen eine »Suchttherapie« sein sollte!

Wie effektiv die Pharmaindustrie bereits im Bereich der Psychotherapie arbeitet, lässt sich auch am Beispiel sogenannter bipolarer Störungen anschaulich darlegen. Hierzulande gilt (noch!), dass die Diagnose ›bipolare Störung‹ – etwa die Diagnose ›manisch/depressiv‹ – nicht an Jugendliche und erst recht nicht an Kinder vergeben werden soll. In den USA ist man da schon weiter, dort ist bereits tiefschwarz, was hier noch grau sein darf.

> Die bipolare Störung oder manisch-depressive Erkrankung war noch bis in die neunziger Jahre hinein bei Kindern so gut wie unbekannt; inzwischen gehört sie in den USA zu den häufigsten Diagnosen in der Kinderpsychiatrie. Die Zahl der Arztbesuche wegen dieser Störung hat sich in knapp zehn Jahren um das 40fache erhöht; viele der Patienten sind gerade erst zwei, drei Jahre alt. Die Krankheit lanciert zu haben ist das Lebenswerk des US-Nervenarztes Joseph Biederman. Er hat Studien angefertigt, Vorträge gehalten – und ordentlich die Hand aufgehalten. Satte 1,6 Millionen Dollar erhielt Biederman allein zwischen 2000 und 2007 von pharmazeutischen Firmen, weil er sie beriet und für sie als Meinungsbildner (Branchenspott: »Mietmaul«) auftrat.[79]

Es ist wohl nur eine Frage der Zeit, bis auch hierzulande Kleinkindern, wissenschaftlich gesichert, von ebensolchen Mietmäulern bipolare Störungen untergeschoben werden. Und weil man bei der bipolaren Störung davon ausgeht, dass hirnorganische Schädigungen beteiligt sind, erscheint eine medikamentöse Behandlung umso unverzichtbarer. Alternativ bietet sich die bereits erwähnt Tiefenhirnstimulation an, in der das Gehirn durch Hochfrequenzstrom manipuliert wird.

Helen Fisher, die bekannte amerikanische Anthropologin, äußert ihre größte Sorge bezüglich der ausufernden Einnahme von Psychopharmaka, vor allem bei Depressionen und Stimmungsschwankungen. Diese Medikamente erhöhen den Serotoninspiegel und regulieren das Dopamin im Blut herunter. Damit dämpfen sie zugleich die sexuelle Lust. Als Folge verminderter Lust und erotischer Liebe wird das Gehirn kaum noch von Dopamin überflutet, die Fähigkeit, sich zu verlieben, geht zurück. Helen Fisher warnt angesichts des exzessiven Gebrauchs vor Psychopharmaka: »A world without love is a deadly place.« Eine Welt ohne Liebe ist in der Tat ein toter Ort.

Neben Studien liefert die Wissenschaft den Praktikern auch Werkzeuge an die Hand – zahllose Tests mit Bildern und Zahlen, Farbverläufen und anderen schwer zu durchschauenden Beschäftigungen beispielsweise. Nicht zuletzt die Partnervermittlungen des Internets berufen sich auf solche Tests, mit denen angeblich wissenschaftlich fundiert der richtige Lebenspartner gefunden werden kann. Auch an solchen Matching-Instrumenten – *matching* bedeutet wörtlich: passend machen – sind Professoren der Psychologie beteiligt, übrigens auch finanziell. Für jeden Test, den ein Internetnutzer durchführt, erhalten sie ein paar Cent, woraus sich schnell hohe Summen ergeben. Dass ihre Messverfahren wissenschaftlich belegt wären, behaupten die Professoren daher umso lieber.

Eine der frühen Erfahrungen von Herrn Klok mit wissenschaftlich begründeter Psychotherapie, er war damals 17 Jahre alt und suchte Unterstützung bei einem Lebensproblem, hielt ihn fortan von derartigen Analyseinstrumenten fern. Der Psychologe ließ ihn einen Fragebogen ausfüllen. Herr Klok ordnete Bilder einander zu, deutete skurrile Formen, spielte mit Farben. Der Psychologe erklärte ihm in der Woche darauf, er hätte eine Charakterstruktur ähnlich der von Franz Josef Strauß. Dieser Vergleich empörte Herrn Klok, der diesen Politiker auf den Tod nicht leiden konnte. Ob nun etwas dran war oder nicht, bei seinem eigentlichen Problem haben der Psychologe und sein Test nicht geholfen. Wie man hört, machen Klienten manchmal auch heute noch vergleichbare Erfahrungen, wenn sie zu Psychologen gehen.

Wissenschaftliche Studien nutzen den am Medizin- und Psychotherapiesystem beteiligten Interessengruppen; Forschungen und evidenzbasierte Studien sind tendenziös, für die Beratung oder Begleitung des Einzelnen sind sie ohne Wert. Theorieabgeleitete Behandlungsmethoden gibt es nicht; die Forderungen der Psychotherapierichtlinien, die Ursachen einer psychischen Störung festzulegen und Behandlungen aus einem theoriebestimmten Behandlungssystem zu entwickeln, sind nicht zu erfüllen.

In der scheinbar wissenschaftlichen Herangehensweise an psychische Dinge spiegelt sich die grassierende Machbarkeitsvorstellung unserer Zeit. Der Begriff ›wissenschaftlich‹ suggeriert, man hätte die Dinge in der Hand und könne nicht nur medizinische, auch psychische Sachverhalte steuern. Das gelingt schon in der Medizin nicht, erst recht versagt dieser Ansatz in der Psychotherapie. Wie soll wissenschaftlich fundiert gegen existenzielle Krisen vorgegangen werden? Wie sollen innere Konflikte, die auf Deutungen und Vorstellungen beruhen, wissenschaftlich fundiert gelöst werden? Woher soll die Wissenschaft wissen, wie die Menschen leben wollen und zukünftig leben werden? Die Wissenschaft kann nicht einmal die Risiken erkennen, die ihr Einsatz für die Heilung sogenannter psychischer Erkrankungen auf pharmakologischem Wege birgt.

Die Wissenschaft kann existenzielle Fragen, mit denen sich die Psychotherapie auf individueller Ebene befasst, nicht sinnvoll beantworten. Nur aus dem Blickwinkel der Machbarkeit werden existenzielle Probleme leichtfertig als unerwünschte Erscheinungen des Lebens angesehen, gegen die mit ›definierten Interventionen‹ auf Grundlage ›gesicherter Erkenntnisse‹ in einem ›theoriegebundenen Rahmen‹ vorgegangen werden soll, wie das Psychotherapeutengesetz es fordert. Man mag hier und da an einer Schraube drehen, aber die Psyche ist unübersichtlich, und wer an einem Ort herumspielt, ruft unerwartete Wirkung an anderen Orten hervor. Wenn man das Leid dämpft, dämpft man auch die Freude, denn Freude und Leid, Glück und Unglück sind zwei Seiten der einen Medaille. Bei der Machbarkeitsperspektive fällt unter den Tisch, dass sich eine anfangs unerwünschte psychische Entwicklung letzten Endes oft als segensreich erweist. Auch Leiden hat nämlich seine Funktion.

Beachtet oder nicht beachtet?

Psychische Entwicklungen folgen unter komplexen Bedingungen einer vergleichbaren Dynamik wie gesellschaftliche Entwicklungen. Sie entwickeln sich weniger durch Absicht und Planung als vielmehr durch die Bewältigung von Störungen.[80] Diese soziologische Erkenntnis wird in den Zeiten des Machbarkeitsglaubens gern ignoriert. Man redet sich ein, die psychischen Vorgänge kontrollieren zu können, doch das Gegenteil ist der Fall. Schon allein deswegen nicht, weil komplexe Systeme sich nie vollständig beobachten lassen. Der Beobachter nimmt lediglich wahr, worauf er seine – im Vergleich zum Ganzen äußerst begrenzte – Aufmerksamkeit richtet. Schaut er nach rechts, verändern sich unten und oben und links die Verhältnisse, ohne dass er dies bemerken könnte. Wohin auch immer er schaut, stets hat er nur kleine Ausschnitte im Blick, während das gegenwärtig Nichtwahrnehmbare sich weiter verändert. In dieser Unmöglichkeit, alle psychischen Entwicklungen zu beobachten, liegt die ›Ursache‹ für aufkommende Probleme. Eine wesentliche Unterscheidung, mit der die Psychotherapie arbeitet, ist daher die Unterscheidung zwischen Beobachtetem und Nichtbeobachtetem.

Während die Medizin krank von gesund unterscheidet und die Wissenschaft wahr von falsch, konzentriert sich die Psychotherapie auf die Unterscheidung von Wahrgenommenem und

Nichtwahrgenommenem, von Nahem und Fernem oder von Bewusstem und Unbewusstem.

Weil das psychische Ganze nicht erfasst werden kann, wird der Beobachter stetig von unerwarteten Entwicklungen überrascht. Ein anderer Begriff für unerwartete Entwicklungen ist der Begriff der ›Störung‹. Die Störung stört, weil sie nicht erwartet wurde, und Störungen sind in komplexen Systemen unvermeidbar. Alles, was man tun kann, ist die Störung zu bewältigen, damit das System weiter bestehen kann. Eine Störung wird bewältigt, indem das System sich darauf einstellt, sich also selbst verändert; und um herauszufinden, wie die Veränderung möglich ist, muss die Störung zuerst einmal beobachtet werden.

Man kann Störungen demnach positiv sehen als Aufforderung an das System, sich an veränderte Umstände anzupassen. Das führt zu der verblüffenden Einsicht, dass jedes Problem seine Lösung in sich trägt: Die Lösung ist in der Störung enthalten, weil man sie berücksichtigen muss, damit sich die Störung auflöst. Ich werde weiter unten auf diese Zusammenhänge näher eingehen.

Die geschilderte Dynamik von Störung und Bewältigung gilt für alle komplexen Systeme, gleichgültig, ob es sich um soziale, biologische oder psychische Systeme handelt. In unübersichtlichen Verhältnissen ist eine Störung der verlässlichste Hinweis darauf, dass man sich auf eine unbemerkt bereits geschehene Veränderung einstellen muss. Aus diesen Erkenntnissen ergibt sich eine Reihe von Fragen für die Psychotherapie, beispielsweise die Fragen:

- Muss jede psychische Störung auch therapeutisch behandelt werden?
- Welche Bewältigungen ergeben sich aus nicht behandelten psychischen Störungen?
- Wie lassen sich Störungen für die individuelle Entwicklung nutzen?

- Verhindert eine sofortige Störungsbeseitigung, etwa durch Medikamente, eine anliegende persönliche Veränderung und verschlimmert sie vielleicht das Problem?
- Welche Störung erweist sich in der Nachbetrachtung als segensreich?
- Welche gesellschaftliche Aufgabe haben massenhaft auftretende psychische Störungen?

Dies sind unbequeme Fragen, auf die gern mit dem Hinweis geantwortet wird, es sei Aufgabe der Psychotherapie, das Leiden zu beenden. Als ginge es darum, das Leiden generell abzuschaffen. Ein Leben ohne Leiden? Philosophen würde es vor einer solchen Utopie grausen.

Die Politik trägt der Dynamik komplexer Systeme zumindest ansatzweise Rechnung, indem sie nicht etwa behauptet, die Gesellschaft mit ›definierten Interventionen‹ auf Grundlage ›gesicherter Erkenntnisse‹ in einem ›theoriegebundenen Rahmen‹ regulieren zu können. Die Politik spricht heute viel lieber vom ›Nachbessern‹. Die Psychotherapie hat mit Machbarkeitsfantasien offenbar weniger Probleme. Sie glaubt die Psyche erforschen und in sie eingreifen zu können, sie versucht, aus den vagen Dingen berechenbare Dinge zu machen; und die Wissenschaft unterstützt sie noch in dieser irrigen Annahme. Das Individuum aber lässt sich nicht über einen wissenschaftlichen oder psychotherapeutischen Kamm scheren, der vom Gesetzgeber gefordert und den Menschen von den Berufsvertretern aufgedrängt wird.

Weil der Mensch immer mehr ist, als naturwissenschaftlich über ihn ausgesagt werden kann, gerade deswegen wird die Therapie nicht automatisch glücken, sondern sie glückt eben nur dann, wenn vieles zusammenkommt. Zu diesem Vielen gehört die Berücksichtigung der Einzigartigkeit einer jeden Person, einer Einzigartigkeit, wie sie sich eben nur innerhalb einer einzigartigen Lebensgeschichte verstehen lässt. Nimmt man diese, nicht in Schemata zu pressende Einzigartigkeit zum Ausgangspunkt, so wird man zu allererst den technologisch-industriellen Machbarkeitsglauben und den Standardisierungsansatz ablegen müssen, um sich überhaupt zu öffnen für die Tiefenschichten der Sinnkrise des Menschen.[81]

Sinn und Orientierung sind in unserer individualisierten Welt nicht pauschal zu vermitteln. Weil das heutige Leben unendlich an Vielfalt gewonnen hat und die Gesellschaft auf die Individualisierung, die sie hervorbringt, angewiesen ist, hat sich die Psychotherapie überhaupt gebildet. Was seinem Leben Sinn verleiht und was dem einzelnen Menschen Orientierung gibt, das kann nur der Einzelne erkennen. Er kann es gern aufgrund einer persönlichen Begleitung und den damit verbundenen Deutungsvorschlägen herausfinden, aber nicht durch Vorgaben, seien sie auch wissenschaftlich ummantelt.

Das Leben: zu bunt für einfache Konzepte

Damit komme ich zum Abschluss des Themas Modelle, Konzepte und Scheinobjektivität und halte fest: Die Psyche des modernen Menschen ist unübersichtlich und derart komplex, dass psychische Modelle sie auch in Teilaspekten kaum brauchbar abbilden können und Behandlungsvorgaben sie kaum bei der Bewältigung ihrer Störungen unterstützen. Das Leben ist zu bunt geworden für verallgemeinerbare Modelle und vorgefertigte Behandlungen.

Mit Modellen wie denen ›einer‹ Persönlichkeit, einer ›ganzen‹ Person, eines ›wahren‹ Charakters, mit Vorstellungen, man könne in die Psyche zielgerichtet intervenieren, lässt sich immer weniger anfangen, sie gehören im Grunde der Vergangenheit an.

Es erscheint mir in der Tat anachronistisch, wenn so ohne Weiteres Einheitsprätentionen im Spiel sind, Identitätsansinnen propagiert werden, wenn ein Subjekt veranschlagt wird oder von Interventionen statt von Irritationen die Rede ist.[82]

Natürlich unterstelle ich keiner psychotherapeutischen Richtung falsche Absichten. Alle wollen heilen und den psychisch gesunden Menschen schaffen. Doch um es klar zu sagen: Niemand ist diesem psychischen Yeti je begegnet. Ganz im Gegenteil kann man jede Menge Menschen beobachten, die ganz offensichtliche Macken pflegen und sich dabei blendend fühlen. Welche Diagnose bekäme beispielsweise Karl Lagerfeld? Wahrscheinlich die einer massiven narzisstischen Störung, aber er fühlt sich offenbar wohl in seiner Haut, und niemand anderer als er selbst kann das genau beurteilen. Von anderen Neurotikern, die ihr merkwürdiges Verhalten recht unbeschwert zeigen und die therapeutische Praxen grundsätzlich meiden, ganz zu schweigen. Von Künstlern und Politikern, von Managern und Selbstdarstellern, von Menschen, deren kreatives Potenzial das soziale Leben bereichert. Man kann sich vorstellen, wie unsere Kultur verarmen würde, ließen sich diese Menschen auf Psychotherapie ein.

Der individualisierte Mensch entwickelt Verhaltensweisen, die in keinem psychischen Modell mehr unterzubringen sind. Ich erinnere mich noch an Zeiten, in denen Paare, die im fortgeschrittenen Alter von vierzig oder fünfzig Jahren Kinder in die Welt setzten, von psychologischer Seite kritisiert oder lächerlich gemacht wurden. Das liegt nicht einmal dreißig Jahre zurück und geschieht auch heute noch. In den Augen früherer Generationen gab es eine ›richtige Zeit‹ für Elternschaft, und späte Kinder passten nicht in die von Psychologen entworfenen Entwicklungsphasen von Partnerschaft und Kindheit. Gleiches gilt für das Thema Scheidung: Wie angestrengt haben Psychologen gegen Trennungen der Eltern argumentiert, angeblich zum Wohl der Kinder, die sich gegen solchen scheinheiligen Schutz nicht wehren konnten. Heute weiß man, dass Scheidungskinder auch Vorteile erleben und dass es für Kinder gar nicht gut ist, in zerrütteten Ehen zu leben, in denen die Eltern nur ihnen zuliebe zusammenbleiben.

Alte Männer, die sich in junge Frauen verlieben? Unreife Don Juans, die Angst vor dem Tod haben! Alte Frauen, die sich in junge Männer verlieben? Unreife Mädchen, die ewig jung bleiben wollen! Doch das alles ist heute problemlos möglich, und es geschieht. Es gibt keine Entwicklungsphasen einer Paarbeziehung, die noch verlässlich beschreiben könnten, was in Beziehungen wann zu geschehen hat. 60-Jährige verlassen ihre Beziehungen, um sich noch einmal zu verlieben. 70-Jährige machen sich auf die Suche nach lustvollem Sex. 30-Jährige wollen keine Kinder bekommen, sie warten, bis sie 45 oder 50 sind, die Medizin macht es möglich. Schwule und Lesben, die Kinder adoptieren. 62-jährige Frauen, die Kinder austragen. Es gibt schlicht und einfach kaum noch Normalität, die in ein psychisches Modell passt; und der wissenschaftlich ermittelte Durchschnitt ist in der Praxis unnütz, weil, wie gesagt, der Therapeut einem konkreten Einzelnen und nicht dem statistischen Durchschnitt gerecht werden muss.

Die individuellen Möglichkeiten erweitern sich beständig, und was gesund oder krank und behandlungsbedürftig ist, lässt sich kaum mehr klar festlegen. Der einzige Maßstab, der auf Dauer Bestand haben wird, ist das Bedürfnis des Individuums nach Unterstützung und Begleitung. Und ob es leidet, wann sein Leid so groß wird, dass Hilfe nötig ist, und was ihm letztlich hilft, das kann nur das Individuum selbst erklären und entscheiden. Kein Fachmann und keine Fachfrau vermögen das zu tun.

Die in der Psychotherapie behauptete Wissenschaftlichkeit entpuppt sich als Scheinriese. Das bedeutet allerdings nicht, dass Wissenschaft oder Psychotherapie die Finger von der Psyche lassen sollte. Es bedeutet aber, dass man zeitgerechte Umgangsformen mit der Psyche entwickeln sollte. Formen also, die weitgehend auf Ganzheitsvorstellungen verzichten und die der gesellschaftlichen Vielfalt und der damit zusammenhängenden psychischen Fragmentierung Rechnung tragen. Auf solche zeitgerechte Umgangsformen komme ich später zurück.

Zuvor möchte ich mich dem Sinn psychischer Störungen und dem sozialen Bedarf an psychischen Auffälligkeiten zuwenden.

VII

VOM SINN PSYCHISCHER STÖRUNGEN UND DEM SOZIALEN BEDARF AN PSYCHISCHEN AUFFÄLLIGKEITEN

Die Psychotherapie hat den Einzelnen im Blick, und sie bestärkt ihn in der Leit-Überzeugung der individualisierten Welt, die da lautet: Du bist selbst verantwortlich! Wenn du nicht klarkommst, musst du deine Defizite beseitigen, dich optimieren, heilen, wachsen, weiterentwickeln!

Diese individuelle Perspektive übersieht die gesellschaftlichen Zusammenhänge und deren Auswirkungen auf den Einzelnen, und sie übersieht ebenso die Bedeutung, die individuelle psychische Zustände für die gesellschaftliche Entwicklung haben können.

Die Gesellschaft nimmt vielfältigen Einfluss auf die psychischen Zustände der Individuen, indem sie den Einzelnen beispielsweise mit Vorstellungen versorgt, worum es im Leben geht und wie man sich verhalten soll, um allgemein anerkannte Ziele zu erreichen. In den westlichen Gesellschaften handelt es sich dabei vorwiegend um Erfolgsziele monetärer oder beruflicher Art.

Beim Erreichen dieser Ziele ist der Einzelne einem starken Wettbewerb ausgesetzt und steht unter entsprechendem Druck. Dieser Druck beinhaltet sowohl die Erwartungen anderer Menschen als auch *an sich selbst* gerichtete Erwartungen. Man steht sozusagen von innen und von außen unter dauerndem Stress. Es verwundert nicht, dass im Rahmen solch starker, sozial forcierter Leistungsorientierung irgendwann gehäuft psychische Auffälligkeiten auftreten.

Die Psychotherapie hält zwar mit individuellen Diagnosen und Ziffern dagegen und erweckt den Eindruck, der Einzelne reagiere aufgrund mangelnder psychischer Fähigkeiten falsch. Doch es steckt mehr hinter solchen psychischen Phänomenen, als Individualdiagnosen erfassen können. Psychische Zustände drücken mehr aus als bloß individuelle Befindlichkeiten; und zwar dann, wenn sie als Massenphänomene auftreten. Dann bekommen sie eine soziale Dimension und Bedeutung.

Greifen wir einige der weit gestreuten psychischen Erscheinungen auf, um nach deren möglicher gesellschaftlicher Bedeutung zu fragen. Dabei wenden wir die aufschlussreiche Frage an, die bereits vorn eine gute Erklärung für das Phänomen der Psychotherapie bot. Diese Frage lautet: »Für welches *soziale* Problem stellt die Entwicklung, die wir beobachten können, eine Lösung dar?«

Da ist beispielsweise das sogenannte Burn-out-Syndrom, ein zunehmend massenhaft auftretendes Symptom, das Betroffene daran hindert, bezüglich ihres ›Work- and Lifemanagement‹ erwartungsgerecht zu funktionieren. Die Medien berichten ausführlich über diese zunehmende psychische Erschöpfungsform, und die Psychotherapie beeilt sich, die Betroffenen als ›depressiv‹ zu markieren. Am Symptom ändert das Etikett aber nichts. Schauen wir uns dieses Phänomen etwas genauer an, einschließlich seiner körperlichen Komponenten.

Vom Sinn eines Burn-out

Vom Burn-out-Syndrom Betroffene stehen ausnahmslos unter starkem innerem und äußerem Druck. Innerer Stress bedeutet, dass der Betreffende sich selbst unter hohe Leistungsanforderungen stellt. Er will unbedingt alles gut machen, er arbeitet viel zu viele Stunden, er will beruflich aufsteigen und viel Geld verdienen oder bekannt werden. Er will sich und anderen beweisen, dass er *es* unter allen Umständen schaffen kann. Daher sind es nicht, wie man glauben sollte, die sogenannt psychisch Schwachen, die eines Tages unter Burn-out leiden. Diese steigen rechtzeitig aus dem Rennen aus. Es sind die sogenannten Starken, die unvermutet zusammenbrechen, weil sie alles geben und es doch nie genug ist.

Zu dem inneren kommt äußerer Stress hinzu. Betroffene werden vom Arbeitgeber, den Kollegen, der Arbeitsstruktur, dem Bonussystem etc. unter nicht endende Leistungsanforderungen gesetzt. Es lässt sich noch ein Arbeitsplatz mehr einsparen, ein noch höherer Gewinn anpeilen, es werden ständig mehr Aufgaben zugeteilt und mehr Überstunden verlangt.

Der menschliche Organismus reagiert auf Stresssituationen normalerweise sehr sinnvoll. Er beschleunigt den Herzschlag, die Blutgefäße ziehen sich zusammen, das vegetative Nervensystem spannt sich an, das Stresshormon Cortisol wird ausgeschüttet, und das Immunsystem wird in seiner Leistung heruntergefahren. Der Organismus bereitet sich optimal auf einen Notfall vor. Leider gibt es keinen echten, kurzfristigen Notfall, sondern eine permanente Ausnahmesituation. Der Organismus steht unter Dauerstress. Dieser Dauerstress führt nach einigen Jahren sogar zu neuroplastischen Veränderungen im Gehirn. Dort nimmt die Leitfähigkeit neuronaler Netzwerke ab, Synapsen bilden sich zurück, das Gehirn arbeitet schlechter. Von diesem Zeitpunkt an fällt es schwer, sich zu entspannen und Erholung im Schlaf zu finden, weil der Wechsel zwischen Anspannung und Entspannung immer schlechter funktioniert. Der Organismus gerät an seine Grenzen, nach einigen oder mehreren Jahren folgt der Zusammenbruch. Der Betroffene begibt sich in Behandlung.

Psychiatrie und Psychotherapie suchen nun nach den ›Ursachen‹ des Burn-out. Die Psychiatrie spricht von ›neurobiologischen‹ Ursachen, ganz so, als wären Drüsen außer Kontrolle geraten und würden grundlos zu viel Cortisol produzieren. Die Psychotherapie wiederum sucht nach ›persönlichkeitsbedingten‹ Ursachen, ganz so, als hätten die Betroffenen nicht gelernt, richtig mit Stress umzugehen. Beide Ansätze verorten die Ursachen beim Einzelnen, und dort setzen auch die Behandlungsstrategien an. Allerdings zeigt schon die Entstehung des Burn-out, dass der Einzelne keineswegs falsch reagiert. Es wird ja niemand annehmen, dass Menschen plötzlich verlernt haben, mit Stress richtig umzugehen oder dass ihre Hormondrüsen plötzlich massenhaft aus dem Ruder laufen.

Ein Vergleich mit der Medizin zeigt das Absurde der psychologischen Schuldzuweisung. Wenn von 100 Arbeitern in einer Asbestfabrik 30 Lungenkrebs erleiden, wird kein vernünftiger Arzt die Ursache dafür beim Individuum verorten. Es werden auch keine ›Resilienzforschungen‹ betrieben, um herauszufinden, warum 70 Arbeiter nicht krank wurden und was die kranken 30 von ihnen lernen könnten. Wenn aber von 100 Angestellten 30 am Burn-out-Syndrom erkranken, dann wird unterstellt, ihre individuelle psychische Verfassung stelle die Ursache dar und daher müsse an ihrer Stressfestigkeit gearbeitet werden.

Die Angestellte einer Krankenkasse berichtet:

»Wir haben da eine Abteilung, die wird im ganzen Haus gefürchtet. Niemand will da arbeiten, weil der Arbeitsanfall riesig ist und die Gruppe völlig unterbesetzt. Man schiebt dorthin Leute ab, die man loswerden will. Von den 30 Leuten, die dort arbeiten, kommt nur einer damit klar, der ist unkaputtbar. Die anderen geben innerhalb von Monaten auf und suchen sich eine andere Arbeitsstelle.«

Wenn man schon nach einer Ursache für weltweit grassierenden Burn-out sucht, dann ist diese am ehesten in der Gesellschaft zu finden und nicht in den Hirnen oder Psychen der Einzelnen. Arbeit ohne spürbaren Sinn, Stress ohne Ende, Ziele anstreben, ohne jemals dort ankommen und für eine Weile ausruhen zu können – die heutige Lebensweise macht die Menschen krank. Nach Aussagen der WHO werden stressbedingte Erkrankungen in zehn Jahren weltweit die am meisten verbreiteten Krankheiten sein, schon jetzt wird der volkswirtschaftliche Schaden in Europa auf 100 Milliarden Euro jährlich geschätzt.

Nun zurück zur eingangs angekündigten Frage. Welches *soziale* Problem könnte auf diese Weise gelöst werden? Das Problem zunehmender Überforderung durch steigende Arbeitsbelastung und wachsende Flexibilitätsansprüche!

So gesehen sind sogenannte Burn-out-Kranke die eigentlich Gesunden. Sie verteidigen den Wert von Entspanntheit, von Gelassenheit und von menschlichen Beziehungen gegen das Diktat der Ökonomie. Sie lehnen sich gegen eine kapitalistische Wirtschaftsweise auf, in der Menschen zu Humankapital werden. Ausgebrannte trotzen der gesellschaftlich propagierten, erzwungenen und sinnentleerten Hetze nach mehr – mehr Geld, mehr Macht, mehr Status. Einer Hetze, von der keiner weiß, zu welchem Ziel sie eigentlich führen soll. Zu mehr Glück und Zufriedenheit der Menschen führt sie jedenfalls nicht, das hat sich längst gezeigt.

Das Burn-out-Problem ist nicht allein ein individuell-psychisches, sondern vor allem ein gesellschaftlich-existenzielles. Wer nach Jahren therapeutischer Begleitung wieder im Normalzustand landet, drückt genau dies aus. Vom Burn-out Geheilte sagen, sie hätten den Sinn im Leben verloren, wären im Hamsterrad gelaufen, und erst der Zusammenbruch habe sie zur Besinnung gebracht. Massenhaft auftretende Erschöpfungssymptome stellen gesunde Reaktionen des körperlich-psychischen Systems und keinesfalls Krankheiten dar, für die eine ICD-10-Ziffer zu vergeben wäre.

Die systemische Frage »Welches soziale Problem wird durch die Entwicklung gelöst?« ist insofern aufschlussreich, weil es der Soziologie bei auffälligen Phänomenen nicht um individuelle Problematiken geht, sondern um die Folgen gesellschaftlicher Zusammenhänge, also um die Reaktionen *vieler* Menschen auf konkrete soziale Umstände. Die Entwicklung massenhafter psychischer Symptome bekommt so einen Sinn und eine positive Wertung.

Wendet man die systemische Frage auf revolutionäre Entwicklungen an, dann stellt sich die Sache recht einfach dar. Revolten und Aufstände wollen das Problem der Unterdrückung lösen. Streiks wollen das Problem zu geringer Bezahlung oder schlechter Arbeitsbedingungen lösen. Wie aber lösen Individuen ihre Lebensprobleme in einer Welt, in der es fast keine Arbeiterklasse und kaum noch Gewerkschaften gibt, in einer Zeit, in der Arbeitsverhältnisse auf Zeit geschlossen werden, in der Verantwortung weder Königen noch Diktatoren noch Banken noch sonst wem angelastet werden kann, in der man letzten Endes selbst schuld ist, weil man ja gewählt hat?

In der individualisierten Welt können massiv auftretende psychische Symptome die Funktion sozialer Auflehnung übernehmen.

Dem Vereinzelten, der niemanden in der äußeren Welt findet, gegen den er sich auflehnen kann, auch *weil er die Anforderungen dieser Welt zu seinen eigenen gemacht hat*, bleibt nur die psychische Auflehnung, die Auflehnung gegen sich selbst. Wenn dies massenhaft geschieht, wird die psychische Revolte zu einer sozialen Revolte.

Auf den sozialen Sinn psychischer Probleme kann die etablierte Psychotherapie mit ihren Ziffern und Diagnosen nicht eingehen, sie muss ihn im Grunde leugnen, weil sie sonst Probleme mit der Klassifizierung bekäme. Wer ist ›gerechtfertigt‹ depressiv und wer ›ungerechtfertigt‹? Das könnte erst recht niemand entscheiden.

Die Psychotherapie hat daher den scheinbar unvollkommenen Einzelnen im therapeutisch verkürzten Blick, sie hat ihn gewissermaßen aus gesellschaftlichen Bezügen enthoben. Selbst so uralte und in jeder Gesellschaft zu beobachtende Erscheinungen wie der Drang nach außergewöhnlichen Bewusstseinszuständen, sei es durch Süchte oder Komasaufen oder erotische Exzesse oder anderes außergewöhnliches Verhalten, erscheinen aus psychotherapeutischer Sicht problematisch und erhalten Krankheitswert.

Würde man Revolutionäre (beispielsweise des arabischen Frühlings oder der friedlichen Revolution der DDR) einer psychotherapeutischen Untersuchung zuführen, würden übereinstimmende psychische Auffälligkeiten festgestellt: etwa, dass es bei den Revolutionären der ersten Reihe besondere familiäre Konstellationen gibt, einen Vater, der sich autoritär aufführte, und eine hilflose Mutter, die unter ihm litt, ein Kind, das schon damals von Macht und Umsturz träumte. Das Bedürfnis nach Auflehnung würde als seelische Rebellion gegen Autoritäten oder Eltern diagnostiziert, verursacht durch frühkindliche Umstände. Die Revolutionäre würden mit einer Ziffer versehen und therapeutisch behandelt.

ADHS

Vergleichbares geschieht. Die psychotherapeutische Diagnose bezüglich hyperaktiver Symptomatik lautet keinesfalls: »Es handelt sich um Kinder, die keine angemessene Möglichkeit haben, emotionale Spannungen und Aufregungen in körperliche Bewegung umzusetzen«; und der Behandlungsvorschlag lautet auch nicht: »Schafft großflächig gefahrenfreie Bewegungsmöglichkeiten und seelische Freiräume für Kinder.« Nein, die Diagnose lautet ›Hyperaktivität‹, und die Behandlung geschieht vorwiegend durch das Medikament Ritalin.

Aus soziologischer Sicht kann man das Phänomen ADHS anders beschreiben. Kinder werden massenhaft auffällig, um der Gesellschaft zu zeigen, dass ihnen nicht nur der körperliche Bewegungsspielraum, sondern auch wichtige Elemente der Kindheit genommen werden. Dass sie teils schon im Vorschulalter mit Terminkalender leben, dass sie körperlich eingeschränkt, psychisch überfordert werden und seelisch vereinsamen. Hat die Psychotherapie auf die gesellschaftlichen Entwicklungen hingewiesen und es abgelehnt, diese Kinder zu pathologisieren? Nein, sie hat sich beflissen am Versuch der Wegbehandlung des Phänomens beteiligt. So gesehen, besteht geradezu ein gesellschaftlicher Bedarf an dem Phänomen Hyperaktivität. Wenn erst einmal 50 % aller Kinder solche Symptome zeigen, wenn sie nicht mehr still dasitzen und sich den Kopf mit teils sinnlosem Wissen vollstopfen, dann wird das Phänomen genügend stören, um andere und bessere Lösungen dafür zu finden. Psychotherapeutische werden es nicht sein und pharmakologische auf Dauer auch nicht.

Depressionen

Welches soziale Problem wird durch die stark zunehmenden Depressionen gelöst? Wenn man sich in depressive, niedergeschlagene Menschen hineinversetzt, ahnt man es. Sie setzen sich einfach (innerlich) hin, legen sich hin, lassen sich hängen. Sie treten aus der fordernden Hülle ihres Ich heraus, sie lassen ihre ›Persönlichkeit‹ los, an der sie den Halt verlieren. Sie spielen nicht mehr mit, weil sie kaum Sinn in dem finden, was sie tagein, tagaus tun. Sie lassen sich in das berühmte schwarze Loch fallen, auf das Künstler dringend angewiesen sind, wenn sie neue Einfälle brauchen. Im diesem Nichts und dem damit verbundenen Abstand zum bisherigen Alltag ruhen sie in scheinbarer Lähmung, und anfangs unbemerkt sammeln sich neue Kräfte. Plötzlich erscheinen die bisher kleinen und unbedeutenden Dinge wichtig und seelisch nährend. Sinnliche Dinge, die man nicht haben, nicht horten, nicht kaufen oder tauschen kann. Menschliche Nähe beispielsweise oder Erlebnisse wie ein Kuss, der Wind auf der Haut, das unmittelbar spürbare Leben, das vorher im Urlaub und dann bitte schnell und effektiv zu geschehen hatte.

Vom Sinn einer Sackgasse. Eine Frau berichtet:

»Ich war eine sehr erfolgreiche Kunstmanagerin, arbeitete Tag und Nacht, jahrelang wie verbissen auf ein Ziel hin. Aber ich war nicht glücklich. Freundschaften, Familie, Reisen, Hobbys, Erholung habe ich in meinem Job komplett vernachlässigt. Mir ist in den letzten

Jahren die Begeisterung für alles verloren gegangen, und ich bin sehr müde an allem geworden. Burn-out, Erschöpfungsdepression hieß die Diagnose. Dann habe ich alles hingeschmissen. Ein Jahr lang habe ich nichts getan, nichts Berufliches, nichts Vernünftiges. War wandern. Komme inzwischen auf der Yogamatte vom Hund in die Kobra. Spiele ab und zu Fußball. Gehe schwimmen. Lerne Schlagzeug. Lerne ab und zu Männer kennen. Ich hab mich inzwischen erholt. Nun, mit 42, bin ich dabei, mein Leben, die Dinge und mich neu zu sortieren.«

Aufstand der Psychen

Depression als massenhafte Kundgebung zunehmender Lustlosigkeit am materiellen Leben, als Suche nach einem anderen Sinn? Zunehmende Erschöpfung als Auflehnung gegen ständig wachsende Leistungsanforderungen? Grassierende Ängste als Weigerung, sein Leben zunehmend frei von sozialen Kontakten führen zu müssen? Erleben wir eine neue Form des Aufstands, einen Aufstand der Psychen?

Nach Angaben des wissenschaftlichen Instituts der AOK haben Fehlzeiten aufgrund psychischer Erkrankungen seit 1994 um 80 % zugenommen, wobei ein Krankheitstag die Unternehmen im Schnitt 400 Euro kostet. Die psychische Verweigerung kostet bereits viele Milliarden. Erste Firmen legen Gesundheitsprogramme auf, um Überstunden einzuschränken, oder verbieten sie gleich ganz. Nicht die Gewerkschaft, nicht die Politik, die geschundene Psyche sorgt in individualisierten Zeiten für das Korrektiv durch eine Art massenhafter psychischer Rebellion der Vereinzelten.

Aus systemischer Sicht sind Massenphänomene wie Hyperaktivität, Burn-out-Syndrom, Depression, Ängste und andere Entwicklungen deshalb keine Krankheit, sondern Erscheinungen des Selbstregulierungsprozesses einer sich überfordernden Gesellschaft. Man kann sie als notwendige Störungen ansehen, die vor allem auf eine soziale und nicht auf eine therapeutische Bewältigung drängen. Doch die Psychotherapie verteilt unbeirrt Ziffern; und mit dieser restlos überzogenen Klassifizierung entsteht die paradoxe Lage, dass die etablierte Psychotherapie pathologisierend gegen den gesellschaftlichen Bedarf an Veränderung arbeitet.

Fazit zur Richtlinienpsychotherapie

Mit diesem Blick auf die soziale Dimension psychischer Probleme endet meine Auseinandersetzung mit der Richtlinienpsychotherapie. Bevor ich zu den möglichen Alternativen komme, möchte ich kurz zusammenfassen.

Die Psychotherapie hat den staatlichen Auftrag zur Behandlung psychisch schwieriger Lagen übernommen und diesbezüglich ein Monopol erhalten. Seither stehen sich zwei gegensätzliche Tendenzen gegenüber. Einerseits ökonomisiert der Staat die Psychotherapie zunehmend und versucht ihren Einsatz einzudämmen. Andererseits versucht die Psychotherapie ihren Einfluss auf den Graubereich psychischer Störungen auszudehnen, indem sie weite Bevölkerungsteile pathologisiert und dazu Wisserei und Scheinobjektivität betreibt.

Die Psychotherapie hat sich dem Zwang zur Klassifizierung unterworfen, damit sie an den Töpfen des Gesundheitssystems Platz nehmen kann. Sie fördert deshalb Schubladendenken und technisierte Umgangsweisen mit psychischen Sachverhalten. Dem Gesetzgeber folgend, entwirft sie Maßstäbe psychischer Gesundheit, um krankheitswerte Abweichungen davon feststellen zu können und zielgerichtete Therapiepläne aufzustellen. Dieses Denken in Ursache-Wirkung-Kategorien verleitet sie dazu, die Psyche wissenschaftlich vermessen und ihre Funktionsweise ergründen zu wollen.

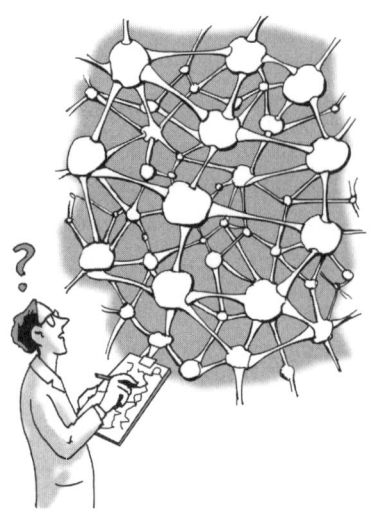

Der Wissenschaftler/Analytiker bildet die Wirklichkeit ab, die schneller an Komplexität gewinnt, als er nachzeichnen kann.

Doch die Struktur der Psyche wächst in Zeiten zunehmender Individualisierung schneller als die Modelle, mit denen sie erfasst werden soll. Die moderne Psyche stellt ein viel zu komplexes Gebilde dar, als dass sie mit irgendwelchen Modellen abgebildet werden könnte. Daher hinkt die traditionelle Herangehensweise an psychische Zusammenhänge den Ereignissen hinterher. Psychische Modelle verlieren nicht zuletzt auch deshalb an Bedeutung, weil die Gesellschaft individuelle Strukturen ermöglicht, die sich nicht von Individuum zu Individuum übertragen lassen. Das Vorhaben, die ›Person‹ des Menschen zu erfassen, führt in einem Umfeld, das zahllose Identitäten und damit zusammenhängende Lebensweisen ermöglicht, zunehmend ins Absurde. Die Erkenntnis, dass jeder Mensch nicht ›Einer‹, sondern ›Viele‹ ist und dass es unmöglich erscheint herauszufinden, wie diese Vielen ›richtig‹ zusammenhängen, ist für die Psychotherapie von großer Brisanz. Sie bedeutet in letzter Konsequenz, dass es eine verlässliche Persönlichkeit und einen durchgängigen Charakter nicht mehr gibt.

Somit geht der Psychotherapie das Zentrale ihrer Bemühungen verloren: Ihr kommt die *Person* abhanden, deren Behandlung und Gesundung sie sich verschreibt.

Die Soziologie, speziell die systemische Soziologie, hat die Idee, man könne heutzutage noch ›Einer‹ sein, längst aufgegeben. Für sie ist, wie der Soziologe Peter Fuchs das ausdrückt, die multiple Persönlichkeit der Normalfall. Für die Psychotherapie gilt noch das Umgekehrte. Sie sieht in der multiplen Persönlichkeit den Krankheitsfall, und daher steht sie gewissermaßen mit einem Bein in der Vergangenheit. Die Richtlinienpsychotherapie versucht sich an der Defragmentierung der Psyche, während die gesellschaftliche Realität längst deren Fragmentierung verlangt.

Eine solche, auf Einheit getrimmte Psychotherapie passt nicht zur heutigen Zeit, zumindest dann nicht, wenn sie sich zu Krankheitsdefinitionen verpflichten lässt und zu technisierten Vorgehensweisen, kurzum, wenn Psychotherapeuten nicht mit ihrer Kernkompetenz als Spezialisten für die vagen Dinge antreten.

Das bisher Gesagte bedeutet allerdings nicht, dass Psychotherapie und auch die Wissenschaft die Finger von der Psyche lassen sollten. Es bedeutet aber, dass sie zeitgerechte Umgangsformen mit psychischen Zusammenhängen entwickeln sollten.

Meiner Ansicht nach werden dies Formen sein, die auf Ganzheitsvorstellungen verzichten und die der psychischen Fragmentierung Rechnung tragen.

Solche Umgangsformen entwickeln sich in Ansätzen seit geraumer Zeit.

VIII

RADIKAL AM PROBLEM ORIENTIERT –
EINE PSYCHOTHERAPIE DES GRAUBEREICHS

Wenn es zutrifft, dass man sich über die Dimensionen der Psyche keinen Überblick verschaffen kann und dass die Psyche dazu gezwungen und in der Lage ist, sich in den verschiedensten gesellschaftlichen Bereichen zurechtzufinden; wenn es ferner keine einheitliche Persönlichkeit gibt, die es zu verwirklichen gilt, wie kann dann eine Psychotherapie aussehen, die den fragmentierten Seelen der Individuen Rechnung trägt? Nach allem, was bisher gesagt wurde, müsste dies eine Psychotherapie sein,

- die darauf verzichtet, die Psyche als Ganzes überblicken zu wollen,
- die weder mit Persönlichkeits- noch mit Charaktermodellen arbeitet,
- die sich weder auf Klassifizierungen noch auf Diagnosen stützt,
- die keine Behandlungsschemata anwendet,
- die sich keinen festen Begriff von Normalität oder psychischer Gesundheit macht,
- die darauf verzichtet, psychische Reifungsschritte, sogenannte normale Entwicklungsphasen oder vorbildhafte Beziehungsformen zu definieren,
- und die traditionelle psychotherapeutische Begriffe wie Spaltung, Verdrängung und Behandlung, zumindest in ihrer bisherigen Bedeutung, beiseitelegt oder neu definiert.

Woran kann sich eine solche Psychotherapie orientieren, wenn sie bedeutende Teile des bisherigen strukturgebenden theoretischen Rüstzeugs über Bord wirft? Was bleibt ihr, wenn sie auf die Pathologisierung des Graubereichs verzichtet und sich auf vage Weise den vagen Problemen zuwendet?

Was der Psychotherapie zur Handhabung des Graubereichs dann bleibt, ist einzig und allein das Problem, das einen Klienten in die Praxis führt; und nur mit diesem Problem und dessen konkreter Bewältigung kann sie sich dann befassen.

Das ist mehr als genug, wie ich im Folgenden darlegen möchte. Eine am Problem orientierte Psychotherapie würde – übertragen gesprochen – nicht fragen, woher jemand kommt, und sich nicht sonderlich dafür interessieren, wo jemand zukünftig ankommt. Sie würde sich stattdessen der Frage zuwenden, wo und wie jemand gegenwärtig festhängt und wie und womit ihm beim Weiterkommen geholfen ist. Ein Psychotherapeut wäre dann kein Führer, kein Wegweiser, kein Wissender – sondern jemand, der hilft, den Wagen aus dem Graben zu ziehen und auf die Straße zu bringen, ohne wissen zu müssen und wissen zu wollen, wohin die Reise den Klienten schließlich führt. Ein solcher Psychotherapeut würde als Pannenhelfer und nicht als Persönlichkeitsgestalter oder Lebenslehrer auftreten.

Die Formulierung einer ›rein am Problem orientierten Psychotherapie‹ ist mit ziemlicher Sicherheit missverständlich. Schon der Begriff ›Problem‹ erfreut sich in Zeiten des grassierenden Machbarkeitsglaubens keiner besonderen Wertschätzung. Statt von Problemen spricht man heute beschönigend von Lösungen und Herausforderungen oder versucht, Niederlagen in Erfolge zu verwandeln. Derartige Verdrehungen ändern natürlich nichts daran, dass nur dann nach einer Lösung gesucht wird, wenn ein Problem vorliegt, und dass es für ein Individuum nur dann weitergeht, wenn es sein Problem bewältigt. Bewältigung bedeutet auch, das Problem zu verstehen.

> Die Aufgabe professioneller Helfer muss also sein, Klienten darauf aufmerksam zu machen, wie ihr Problem funktioniert … Ein Problem, das man nicht versteht, kann man nicht lösen; und ein Problem, das man falsch versteht, kann man nicht effektiv lösen![83]

Das obige Zitat stammt von Prof. Rainer Sachse. Es weist auf die grundlegende Aufgabe eines Therapeuten hin, die darin besteht, etwas zu beobachten, was der Klient nicht beobachtet, nämlich wie sein Problem beschaffen ist. In die gleiche Richtung weist die folgende Bemerkung von Prof. Peter Fuchs.

> Der Umgang mit vagen bzw. unkodierten Problemen zwingt ja, wenn man so will, dazu, zu beobachten, mit welchen Unterscheidungen sich die Klienten ihre Welt so erzeugen, dass ein bestimmtes Problem für sie nicht lösbar ist.[84]

Entgegen landläufiger Ansicht und trotz oberflächlicher Ablehnung sind Probleme keine lästigen Nebenprodukte eines falsch gelebten Lebens, die man schnellstmöglich loswerden sollte. *In Problemen steckt vielmehr der Schlüssel zum Weiterkommen.* Sie stellen oft existenziell schwierige Situationen her, durch deren Bewältigung das individuelle und auch das gesellschaftliche Leben erst seine passende Fortführung findet. Probleme sind geradezu Voraussetzung für das Überleben.

Probleme und deren Bewältigung sind faszinierende Themen, um die sich jedes therapeutische Bemühen dreht. *Faszinierend sind sie vor allem deshalb, weil in einem psychischen Problem seine eigene Lösung enthalten ist.* Die verblüffende Eigenschaft eines Problems, auf seine eigene Lösung zu verweisen, macht es für Therapeuten unerlässlich und spannend, sich ihm zuzuwenden und die darin liegenden Ansätze zu seiner Bewältigung aufzuspüren.

Wenn die Lösung schon im Problem enthalten ist, dann könnte man meinen, es bräuchte keinen Therapeuten, um auf sie zu stoßen. Das trifft allerdings nicht zu. Der Therapeut wird als Beobachter gebraucht, der das in seine Betrachtung mit einbezieht, was der Betroffene an sich nicht oder nicht sinnhaft beobachtet.

> Worum geht es bei Psychotherapie: Es geht um psychische Betroffenheitslagen, die Leidensdruck auslösen, der nicht mit den Bordmitteln des psychischen Systems aufgelöst werden kann, weil es nicht in der Lage ist, den ›Quellpunkt‹ seines Leidens zu beobachten.[85]

Die Lösung ist zwar im Problem enthalten, aber sie liegt nicht offen da, sie ist unbeobachtet und unbeachtet, sonst wäre das Problem auch ohne Hilfe eines Begleiters zu lösen. In Zusammenarbeit von Therapeut und Klient kann der ›Quellpunkt‹ des Leidens erkannt, das Problem erforscht und verstanden werden; wozu auch gehört, die in ihm enthaltene Lösung aufzugreifen.

Ich hoffe, mit diesen Andeutungen Lust auf ein tieferes Verständnis von Problemen geweckt zu haben, denn in den folgenden Abschnitten möchte ich die am Problem orientierte Vorgehensweise verdeutlichen. Dabei wird deutlich werden, dass im Grunde jede Psychotherapie problem- beziehungsweise konfliktorientiert vorgeht, selbst wenn sie dies in komplizierten Fachbegriffen verbirgt. Man könnte daher auf die meisten der hier kritisierten Klassifizierungen und Komplizierungen verzichten und sich dem Wesen von Problemen zuwenden.

Bei einer problemorientierten Vorgehensweise geht es speziell um:

- das Wesen von Problemen,
- die Aufgaben einer individuellen Identität,
- das Bild, das man sich von der komplexen Psyche machen kann,
- die Frage, wie Probleme ihre Lösungen enthalten,
- die Frage, wieso sich Probleme nicht durch Was-Fragen, sondern durch Wer-Fragen lösen lassen, und
- die Frage, welche Lösungen nicht-therapeutischer Art sich ergeben, wenn man problem- und lösungsorientiert vorgeht.

Das Wesen von Problemen: Identitäten im Konflikt

Anstatt das Thema theoretisch aufzugreifen, möchte ich das Wesen von Problemen anhand eines Beispiels aus der Beratung erläutern.

Es handelt von einer 48-jährigen Frau, die – wie sie selbst sagt – ein großes Problem hat. Ihr Lebenspartner sei vor einem Jahr gestorben. Unter Tränen erzählt sie, der Mann sei die große Liebe ihres Lebens gewesen, sie habe sechs Jahre mit ihm zusammengelebt, und während dieser Zeit hätten sich zum ersten Mal alle ihre Beziehungswünsche erfüllt. Dann habe der Krebs ihn ihr weggenommen. Seither leide sie furchtbar und habe die Lust am Leben verloren.

Betrachten wir die schwierige Situation der Frau aus einigem Abstand. Bis zu diesem Punkt beschreibt sie lediglich Ereignisse und Tatsachen. Der Mann ist gestorben, sie hat ihn geliebt und trauert um ihn. Wo aber ist das Problem? Um es zu erkennen, müsste man die Frau fragen: »Ich verstehe, was passiert ist, aber ich verstehe nicht, was Ihr Problem damit ist.« Eine solch unverblümte Frage verbietet sich natürlich aus Takt und Mitgefühl, dennoch muss die Frage irgendwie beantwortet werden, wenn man das Problem richtig verstehen will.

Der Begleiter drückt also sein Mitgefühl aus und fragt, was er für die Frau tun könne. Sie antwortet: »Es ist schon ein Jahr her, und ich trauere immer noch.« Diese Aussage beschreibt ihren emotionalen Zustand, und sie kommt dem Problem bereits näher, als die ersten Aussagen es taten, sie trifft das Problem aber noch nicht.

»Ja«, sagt der Begleiter jetzt, »es muss sich um eine sehr tiefe Trauer handeln. Ich kann mir vorstellen, dass Sie bis ins Mark erschüttert sind.«

Die Frau kämpft nun erneut mit den Tränen, reißt sich dann aber zusammen und sagt in einem etwas schroffen Ton: »Es muss doch irgendwann mal vorbei sein!«

»Was muss vorbei sein?«, fragt der Begleiter.

»Die Trauer, der Schmerz«, betont die Frau, richtet sich etwas auf und gewinnt ihre Fassung langsam zurück.

»Warum muss es jetzt vorbei sein?«, will der Begleiter nun wissen.

»Das Leben geht doch weiter, und die ewige Trauer bringt ihn mir auch nicht zurück.«

Diese letzten Sätze offenbaren das Problem: Vor dem Berater sitzt eine Frau, die erschüttert ist und die nicht erschüttert sein will. Das Problem besteht in einem Zwiespalt ihres Erlebens. Über längere Zeiträume hinweg traurig und verzweifelt zu sein und es gleichzeitig nur kurzfristig sein zu wollen – das ist in der Tat ein schwieriges Problem.

Betrachten wir die Aussagen und das Verhalten der Frau detaillierter, um ihr Problem noch klarer zu erkennen. Einerseits sagt sie: »Ich bin traurig über den Verlust«, andererseits sagt sie: »Das Leben geht doch weiter.« Einerseits beschreibt sie, wie groß ihr Schmerz sei, andererseits sagt sie: »Das bringt ihn auch nicht zurück.« Man bekommt beinah den Eindruck, es mit zwei verschiedenen Personen zu tun zu haben, einerseits mit einer emotionalen Frau und andererseits mit einer rationalen Frau. Und tatsächlich stimmt dieser Eindruck – nur dass es sich nicht um zwei unterschiedliche Personen, sondern um zwei unterschiedliche Identitäten desselben Menschen handelt. Die eine Identität könnte man die »Emotionale« nennen, die andere die »Rationale«. Man könnte ebenso gut von einer »Weichen« und einer »Harten« sprechen oder von einer »Schwachen« und einer »Starken«. Diese beiden Identitäten sind in Konflikt miteinander geraten, und dieser Konflikt stellt den Kern des Problems dar.

Halten wir an diesem Punkt das Wesen von Problemen fest, das sich in diesem Beispiel so plastisch offenbart: *Ein psychisches Problem besteht in einer Identitätskonfusion oder einem Identitätskonflikt.*

Im Kontakt mit der Frau drängt sich zudem der Eindruck auf, sie habe sich in der letzten Zeit auf die Seite einer der beiden Identitäten geschlagen, nämlich auf die Seite der ›Harten‹ oder der ›Starken‹. Darin zeigt sich ein weiterer zentraler Punkt des Problemmechanismus: die Parteinahme. Diese Parteinahme weist darauf hin, mit welcher Identität jemand *identifiziert* ist, und sie zeigt zugleich, durch welche Identität er gestört wird. Die Frau aus unserem Beispiel ist mit der ›Starken‹ identifiziert. Zu dieser Identität sagt sie ganz selbstverständlich ›Ich‹. Zu der anderen Identität, der ›Schwachen‹, sagt sie ›Nicht-Ich‹. Wobei die Schwache nebenbei bemerkt nicht objektiv schwach ist, sondern lediglich in den Augen der Starken so erscheint.

Nun lässt sich ein psychisches Problem beschreiben als die *Spannung zwischen zwei Identitäten, wobei man mit einer Identität identifiziert ist und von der anderen Identität, die man für sich ablehnt oder ignoriert, gestört wird.*

Ganz schlicht ausgedrückt heißt das: Ein psychisches Problem ist der Konflikt zwischen Ich und Nicht-Ich.

Solch eine Konfusion oder solch ein Konflikt zwischen Ich und Nicht-Ich wird so erlebt, dass sich in der Psyche etwas abspielt, das dort aus Sicht der vorherrschenden Identität nicht hingehört. Es findet etwas Störendes statt, etwas Unangenehmes oder gar Unerträgliches. Andere Bezeichnungen für dieses spannungsreiche Erleben lauten ›psychische Störung‹ oder umgangssprachlich ›ein Problem‹.

Im Falle der Frau findet in ihrer Psyche ein anhaltender Schmerz statt, den sie nicht länger dort haben will. Sie hat nämlich eine bestimmte Vorstellung von sich. Sie sieht sich als selbstbewusste, starke Frau, die auch harte Schicksalsschläge in angemessener Zeit verarbeiten kann. Was ein angemessener Zeitraum ist, legt sie selbst aus ihrer bisherigen Erfahrung fest. Es handelt sich dabei bestenfalls um Monate. Nun allerdings erlebt sie Zustände und Gefühle, die sie selbst nach einem Jahr nicht im Griff hat. Als der Begleiter sie darauf hinweist, dass Menschen, die eine geliebte Person verlieren, oft mehrere Jahre lang trauern, sagt sie: »Aber das passt überhaupt nicht zu mir.« Diese Bemerkung zeigt, wie sehr sie mit der Vorstellung, eine starke Frau zu sein, identifiziert ist. Würde man der Frau nun sagen: »Sie sind offensichtlich schwächer, als Sie glaubten«, oder: »Sie sind offensichtlich emotionaler, als Sie glaubten«, dann würde sie erwidern: »Nein, ich bin stark, ich war es mein Leben lang und ich will es wieder sein. Ich muss nur diese Wehleidigkeit überwinden. Diese endlose Trauer und der dauernde Schmerz stören mich gewaltig, sie hindern mich an meinem (gewohnten) Leben.«

Der Eindruck, dass einem etwas passiert, was nicht zu einem gehört, dass in der Psyche merkwürdige Dinge auftauchen, Dinge, die dort *laut Selbstbeschreibung* nicht hingehören, ist eine grundlegende Voraussetzung dafür, ein Problem zu haben. Es mag sich bei den störenden Wahrnehmungen beispielsweise um eine Schwäche handeln, wo man doch meint, stark zu sein. Oder um Zweifel, wo man doch meint, stets zu wissen, was zu tun ist. Oder um eine Angst, wo man sich doch gelassen kennt. Oder um eine Niedergeschlagenheit, wo man doch sicher war, ein unerschütterlicher Optimist zu sein. Oder um eine schwere Krankheit, wo man doch glaubte, ein sorgenfreies Leben vor sich zu haben. Oder um Hass und Aggression, wo man sich doch für friedlich hielt. Oder um etwas anderes Störendes. Was immer in der Psyche an merkwürdigen Wahrnehmungen auftaucht, wenn dadurch ein Problem entsteht, handelt es sich um etwas, was auf scheinbar unerklärliche Weise dort hineingeraten ist und zu dem man nicht ›Ich‹ sagen kann. Man kann sich nicht dahinterstellen, man will es loswerden und den störungsfreien Zustand wiederherstellen.

Widersprüchliche Anweisungen

Nun mag sich in der Psyche zwar etwas Ungewohntes abspielen, aber warum ist das so problematisch? Warum wirkt es so störend, so unerträglich und so belastend? Wie können dadurch schwere Lebenskrisen entstehen? Wieso kann ein Leben unter Umständen derart beeinträchtigt werden, dass es aus den Fugen gerät? Betrachten wir zur Beantwortung dieser Fragen den Konflikt der Frau noch etwas näher unter dem Aspekt der zwei ›Personen‹ beziehungsweise der zwei Identitäten.

Als ›Starke‹ fordert die Frau sich auf: »Reiß dich zusammen, geh deiner Arbeit nach, bring deine Angelegenheiten in Ordnung und dann such dir einen neuen Mann! Das Leben geht weiter.« Als ›Emotionale‹ fordert sie sich hingegen auf: »Verkrieche dich in der Wohnung und verfluche das Leben dafür, dass es dir die größte Liebe genommen hat. Lass dich gehen, weine, schreie, trauere!«

Die Frau erhält somit zwei widersprüchliche Anweisungen darüber, was sie zu fühlen und was sie zu tun habe. Diese Anweisungen kommen nicht von außen, sondern von ihr selbst, von den jeweiligen Identitäten. Allerdings ist es unmöglich, beiden Anweisungen zu folgen. Entweder sie reißt sich zusammen, oder sie lässt sich gehen. Beides gleichzeitig geht nicht. Da die Anweisungen der Starken ihr jedoch vertrauter sind, weil sie sich ein Leben lang als stark erlebt hat, versucht sie verständlicherweise, diesen zu folgen. Dem Bedürfnis, das Leben, Gott und die Welt für die schreiende Ungerechtigkeit zu verfluchen, zu hassen und zu schreien und hemmungslos zu trauern, folgt sie nicht. Diese Emotionen lösen sich nicht auf, sie stören weiterhin, und deshalb bleibt ihr das Problem erhalten.

Der Dreh- und Angelpunkt eines jeden psychischen Problems liegt darin, dass die am Problem beteiligten Identitäten nicht miteinander vereinbar sind. Sie fordern ein unterschiedliches Denken, Fühlen und Handeln, und diese Gegensätzlichkeit ruft die psychische Störung hervor.

An gegensätzlichen Anweisungen kann man im Extremfall irrewerden. Man kann nicht gleichzeitig stark und schwach sein. Oder emotional und rational. Man kann nicht gleichzeitig Schmerz erleben und schon darüber hinweg sein. Man kann nicht traurig sein und die Sache verarbeitet haben. Man kann zurzeit nur eines sein. Man muss sozusagen Partei ergreifen, um sich überhaupt irgendwie verhalten zu können; und man ergreift zumeist Partei für die gewohnte, vertraute Identität und nicht für die ungewohnte, störende Identität.

Ein psychisches Problem lässt sich daher auch als spannungs-reiches Erleben beschreiben, das durch den Angriff auf eine ver-traute Identität und den gleichzeitigen Versuch entsteht, diese zu erhalten. Dieser Angriff wird aus dem Bereich des Nicht-Ich heraus geführt, aus dem Bereich der Erlebens- und Verhaltens-möglichkeiten, mit denen man bisher nicht konfrontiert war, mit denen man bisher nicht identifiziert war und von denen man nicht weiß, ob und wie man ihnen folgen soll. Weil man vom Nicht-Ich Anweisungen erhält, von denen man nicht weiß, wohin sie führen, oder von denen man zu wissen glaubt, dass sie ins Chaos führen, sträubt man sich gegen sie.

Folge ich dem Nicht-Ich, so die Befürchtung, verliere ich mei-ne bisherige, gewohnte und vertraute Identität. Seine Identität zu verlieren oder von einem Identitätsverlust bedroht zu sein gleicht jedoch einem psychisches Fiasko. Diesen vermeintlichen Untergang gilt es zu verhindern, man hält an der gewohnten Selbstbeschreibung (Identität) fest, und dadurch wird der Kon-flikt zementiert.

Es dreht sich bei psychischen Konflikten demnach fast alles um das Thema Identität.

Fast alle psychischen Störungen haben Konfliktcharakter

Bevor ich näher auf die grundlegende Bedeutung von Identität eingehe, möchte ich noch einige Worte zum Wesen psychischer Störungen sagen. Die hier beschriebene Sichtweise, in psychi-schen Problemen innere Konflikte und nicht irgendwelche ›Be-schädigungen‹ oder ›Defizite‹ zu sehen, ist natürlich nicht neu. So sagt beispielsweise der Psychoanalytiker Prof. Dr. Stavros Mentzos:

Die meisten psychischen Störungen sind Abwehr und Kompensation von intrapsychischen Gegensätzlichkeiten (Dilemmata).[86]

Im Kasten sind die acht wesentlichen Gegensätzlichkeiten aufgeführt, die die Psychotherapie benannt hat.

Grundkonflikte nach der OPD (Operationalisierte Psychodynamische Diagnostik)

1. Abhängigkeit vs. Individuation: In einem Extrem würde ein Mensch mit diesem Grundkonflikt eine Abhängigkeit erzeugende Beziehung suchen als »willkommene Abhängigkeit«. Im anderen Extrem eine emotionale Unabhängigkeit aufbauen und die Bindungswünsche unterdrücken.
2. Unterwerfung vs. Kontrolle: In einem Extrem nimmt der Mensch die Gegebenheiten hin als Schicksal, dem er sich fügt, dabei sind Erleben und Verhalten geprägt von Gehorsam und Unterwerfung. Im anderen Extrem bestimmen Kontrolle und Auflehnung (»Bekämpfen«) das Erleben und Verhalten.
3. Versorgung vs. Autarkie: In einem Extrem führen Versorgungs- und Geborgenheitswünsche zu starker Abhängigkeit, und der Mensch wirkt passiv und anklammernd. Im anderen Extrem nimmt der Mensch keine Hilfe an und wehrt die Wünsche nach Hilfe ab, indem er sich als anspruchslos darstellt. In einer altruistischen Konfliktverarbeitung bekommen andere die Versorgung, nach der er sich selbst unbewusst sehnt.
4. Selbstwert vs. Objektwert: Es bestehen Selbstwertkonflikte, die im einen Extrem als Minderwertigkeit erlebt werden, während andere aufgewertet oder idealisiert werden. Im anderen Extrem werden kompensatorische Anstrengungen erbracht, die das Selbstbild bis hin zum Größenwahn stützen, während andere abgewertet werden.
5. Über-Ich- und Schuldkonflikte: Im einen Extrem führt die Schuldübernahme bis zur masochistischen Unterwerfung. Im an-

deren Extrem sieht der Mensch die Schuld nur beim anderen, wobei ihm jegliche Form eines eigenen Schuldgefühls fehlt.

6. Ödipal-sexuelle Konflikte: Im einen Extrem nimmt der Mensch seine Erotik und Sexualität nicht wahr, im anderen Extrem bestimmt sie alle Lebensbereiche, ohne dass eine Befriedigung gelingt. Dies meint nicht sexuelle Funktionsstörungen anderer Herkunft.

7. Identitätskonflikte: Bei sonst hinreichenden Ich-Funktionen übernimmt der Mensch die Geschlechts-, Rollen- oder Gruppenidentität anderer oder überspielt die Identitätsambivalenz kompensatorisch.

8. Fehlende Konflikt- und Gefühlswahrnehmung: Bei diesem Grundkonflikt werden Konflikte, Gefühle und Bedürfnisse bei sich und anderen nicht wahrgenommen oder sie werden durch sachlich-technische oder philosophische Beschreibungen ersetzt.

Ich denke, der Konfliktcharakter von Problemen wird hier deutlich genug aufgezeigt. Die Persönlichkeit ist multipel, und ihre Anteile können sich miteinander verheddern.

Wenn aber das Wesen der meisten psychischen Störungen, jedenfalls der Störungen im Graubereich, in inneren Konflikten besteht, dann stellt sich die Frage, wozu man zu deren Bearbeitung aufwendige Diagnosesysteme braucht und ob es nicht genügt, sich unmittelbar mit dem jeweiligen Konfliktgeschehen zu befassen. Braucht man komplizierte Persönlichkeitsmodelle, oder genügt nicht ein relativ einfaches Konfliktmodell? Braucht man Krankheitsunterstellungen, oder reicht es nicht, die konflikthaften Vorgänge als solche zu beschreiben? Verglichen mit einem Konfliktmodell, erscheint die aufwendige Diagnostik der Psychotherapie völlig überzogen. Und wenn sie angewendet wird, läuft die praktische Behandlung zumeist doch auf den Umgang mit dem jeweiligen Konfliktgeschehen hinaus. Das zeigt beispielsweise das folgende Zitat.

Klinische Beobachtungen legen nahe, dass Patienten mit Panik-
störungen große Schwierigkeiten haben, Ärger und damit verbundene Gedanken zu tolerieren ... Furcht vor Ärger – zusammen mit bewussten und unbewussten Rachefantasien, die dieses
Gefühl begleiten – lösen oft Panikattacken aus.[87]

Was hier als Schwierigkeit, Ärger zu akzeptieren, beschrieben
wird, lässt sich ebenso in den Begriffen Ich und Nicht-Ich, also
in Begriffen der Identität, beschreiben. Das Ich wäre dann beispielsweise ein ›Angepasster‹ oder ›Harmonischer‹, das Nicht-
Ich ein ›Rebell‹ oder ein ›Egoistischer‹. Das Problem entsteht,
weil sich das Nicht-Ich nicht gegen die vorherrschende Identität
durchsetzen kann, es produziert daher Störungen, die sich als
körperliche Symptome bemerkbar machen, eben durch Angst
oder Schwindelanfälle. Man könnte etwas locker formulieren:
Dem ›Harmonischen‹ wird angesichts der Rachefantasien des
›Egoistischen‹ angst und bange, er bekommt Panik.

Das folgende Zitat zu Persönlichkeitsstörungen – zur Erinnerung: jene Störungen, die noch vor Kurzem für kaum heilbar
gehalten wurden – weist ebenfalls auf den ihnen zugrunde liegenden Konfliktcharakter hin:

Wenn Sie mit Menschen umgehen, denen eine Persönlichkeitsstörung zugeschrieben wird, dann sollten Sie sich klarmachen:
Es handelt sich um Störungen der Beziehung, der Interaktion,
nicht um eine Störung der Persönlichkeit.[88]

Eine Störung der Interaktion wird ebenfalls durch einen inneren Konflikt verursacht. Therapeuten, die wie Prof. Sachse mit
der Transaktionsanalyse arbeiten, unterscheiden diesbezüglich
eine Motivebene, eine Schemataebene und eine sogenannte
Spielebene.

Auf der Motivebene möchte jemand Anerkennung ›für sich‹ als Mensch.

Das Schema drückt aus, was jemand von sich denkt (ich bin wertlos) und was er von anderen denkt (niemand interessiert sich für mich).

Die Spielebene beschreibt ein strategisches Verhalten, das etwa darin besteht, besondere Leistungen zu erbringen, um anerkannt zu werden.

Es liegt auf der Hand, dass das so agierende Individuum zwar Anerkennung findet, aber nicht ›für sich‹, sondern für seine Leistungen. Es bleibt hungrig, was immer es auch leistet, denn es fühlt sich nicht gemeint.

Beschreibt man das Geschehen in Identitätsbegriffen, dann tauchen das Ich als ›Macher‹ oder ›Vorspiegler‹ und das Nicht-Ich als ›Authentischer‹ oder ›Hungriger‹ auf. Es sind sozusagen zwei Personen im Spiel oder zwei Anteile der multiplen Persönlichkeit: eine Person, die nach persönlicher Bestätigung hungert, und eine andere, die vorgibt, etwas für andere zu tun und selbst nichts zu brauchen. Der Betroffene ist mit dem ›Macher‹ identifiziert, während er sein Bedürfnis nach persönlicher Anerkennung nicht bewusst wahrnimmt, es ist Nicht-Ich. Im Kontakt mit anderen Menschen werden dann Doppelsignale gesendet, die zu Irritationen führen, weil andere spüren, dass für die Leistung etwas erwartet wird, und nicht wissen, wieso beispielsweise anerkennende Worte wie »gut gemacht« keine Zufriedenheit hervorrufen, sondern vielleicht sogar Ärger. Der Betreffende nimmt dann keinen Konflikt mit sich wahr, vielmehr gerät er in Konflikte mit anderen Menschen, die nichtsdestotrotz auf einen inneren Konflikt zurückzuführen sind.

Auch die Störung Bulimie lässt sich anhand von Identitäten beschreiben, was mir durch eine ausführliche Radiodokumentation zum Thema deutlich wurde. Dann ist die Betreffende – es handelt sich in der Mehrzahl um Frauen – mit einer ängstlichen und angepassten Identität identifiziert, während die Identität, die trotz aller Mahnungen ›frisst‹ und ›kotzt‹, den Impuls zur Eigenständigkeit und die Suche nach einer unabhängigen Identität repräsentiert.

Im Grunde ist es gleichgültig, welche Beschreibung eine Psychotherapiemethode wählt, um störende psychische Vorgänge zu erklären, denn das ändert nichts am Konfliktcharakter des jeweiligen Geschehens. Mit welcher Methode auch immer konkret vorgegangen wird, wenn sie Erfolge zeigt, wird sie die Identität des von der psychischen Störung Betroffenen verändern.

Identität und der Umgang damit ist insofern der Dreh- und Angelpunkt gelingender Psychotherapie. Daher und natürlich auch, weil ich der Überzeugung bin, dass psychische Störungen im Graubereich sich durch übersichtliche Konfliktmodelle ausreichend bearbeiten lassen, beschreibe ich psychische Störungen hier mithilfe von Identitäten. Das Thema Identität ist dabei derart grundlegend, dass ich mich ihm noch weiter zuwenden möchte.

Die Aufgaben der Identität

Was ist eine Identität, worin bestehen ihre Aufgaben, warum ist die Psyche so dringend darauf angewiesen, mit einer bestimmten Identität identifiziert zu sein, und warum löst die Bedrohung dieser Identität eine Störung oder ein psychisches Fiasko aus?

Was unter einer Identität verstanden werden kann, lässt sich anhand eines amtlichen Dokuments veranschaulichen: dem Identitäts-Ausweis. In diesem Dokument werden Name und einige Merkmale wie Alter, Größe, Augenfarbe, ein Foto und der Wohnsitz eines Einzelnen aufgeführt. Das Dokument wird treffend als Personal-Ausweis bezeichnet, und es handelt sich dabei um die behördliche Beschreibung eines Individuums.

Genau das ist auch eine Identität im psychologischen Sinne: *eine Beschreibung*. Die Beschreibung eines Individuums. Zwar beschreibt eine psychische Identität das Individuum sehr viel ausführlicher, als der Personalausweis das tut, dennoch bleibt es dabei, dass es sich bei einer Identität um den mehr oder weniger gelungenen Versuch handelt, ein Individuum zu beschreiben. Ich spreche von einem Versuch, weil es schlicht unmöglich ist, Menschen umfassend zu beschreiben. Was gehört zu dieser Beschreibung namens Identität dazu?

Wenn man von einem bestimmten Menschen spricht, muss man auf jeden Fall seinen Namen erwähnen, beispielsweise Michael Mary. Dann sind weitere Merkmale nötig, dass es sich um einen Mann handelt, dass er in der Nähe von Hamburg wohnt, dass er beruflich mit Paarberatung und Coaching befasst ist, dass er Bücher schreibt usw. Nach diesen äußerlichen Merkmalen muss die Beschreibung individueller werden, wenn man erfahren will, wer Michael Mary ist. Man wird vielleicht von einem Erlebnis mit ihm berichten und ihn je nachdem, wie man ihn erlebt hat, als unkonventionellen Denker, als vorlauten Schwätzer, als ironischen Beobachter, als verkniffenen Besserwisser oder anders beschreiben und so bestimmte Eigenschaften hervorheben, die man in Verbindung mit ihm bringt.

Individuen werden demnach anhand von Erzählungen und Geschichten beschrieben. Die Geschichten sind natürlich nie mit dem Individuum identisch, sie beschreiben es nie in Gänze, sondern nur bruchstückhaft, sonst müsste jeder, der Michael Mary kennt, die gleiche und zudem eine endlose Geschichte über ihn erzählen. Dem ist nicht so. Die Partnerin, der Freund, der Arbeitgeber, die Nachbarn, Verwandte, Klienten, Bekannte aus dem letzten Urlaub, seine Leser – jeder beschreibt Michael Mary verschieden, und dennoch glaubt jeder zu wissen, wer Michael Mary ist, glaubt, die Person zu kennen. Fragt man schließlich Michael Mary selbst, wer er sei, kommen bloß weitere Geschichten zu den bisherigen dazu, denn auch er glaubt sich zu kennen. Doch trotz der unzähligen Erzählungen wird nie eine vollständige Beschreibung des Menschen entstehen.

Da eine Person durch Erzählungen beschrieben wird, wird sie auf diesem Wege sozusagen *konstruiert*. Man hört etwas von jemand, man erzählt anderen von sich, einiges wird betont, das meiste weggelassen. Schließlich bildet man sich ein, zu wissen, um wen es sich handelt. Wenn es aber unmöglich ist, das Individuum als Ganzes zu beschreiben (siehe auch den Kasten »Auf der Suche nach dem Charakter des Herrn Beek«, S. 37–39), was wird dann eigentlich beschrieben? Es wird ein Eindruck oder genauer eine Vorstellung beschrieben. Entweder die Vorstellung, die man sich von jemandem macht, oder die Vorstellung, die derjenige von sich selbst entwickelt hat.

Die Macht der Selbstbeschreibung

Wenn Sie die Macht der Selbstbeschreibung nachvollziehen möchten, machen Sie folgendes Experiment. Schreiben Sie auf eine DIN-A-5-Seite, wer Sie sind, was Sie tun, was Sie für wichtig halten, was Ihre wichtigsten Eigenschaften sind usw. Verfassen Sie diese Seite in der Ich-Form. »Mein Name ist Michael Mary, ich ...«
Wenn Sie damit fertig sind, schreiben Sie am nächsten Tag oder eine Woche später eine zweite Seite zu den gleichen Themen, aber lesen Sie die erste Seite jetzt nicht durch. Schreiben Sie diesmal in der dritten Person über sich: »Sein Name ist Michael Mary, er ...«
Vergleichen Sie anschließend die beiden Beschreibungen, und stellen Sie fest, ob die gleiche Person konstruiert wurde oder wo die beiden Beschreibungen voneinander abweichen. Fragen Sie sich anschließend, wer Sie ›wirklich‹ sind.

Identität liefert eine Vorstellung davon, was für ein Mensch, was für eine Person man ist. In der Vermittlung dieser Vorstellung von sich liegt eine grundlegende Aufgabe der Identität. Sie sagt dem Einzelnen, wer er im Unterschied zu anderen Individuen ist, die andere Namen tragen und über die andere Geschichten erzählt werden. Durch seine Identität entsteht man sozusagen erst, für sich und für andere.

Die Notwendigkeit, eine Person zu sein

Zu wissen, wer man ist – eine Vorstellung davon zu haben –, ist von unverzichtbarer Bedeutung. Es stellt die Voraussetzung dafür dar, an der Gesellschaft teilhaben zu können. Durch den Namen und die erzählten Geschichten wird ein Einzelner zu einem ›Jemand‹, und zwar zu einem ganz bestimmten Jemand. Ohne diese Vorstellung, es mit bestimmten Jemanden zu tun zu haben und selbst jemand Bestimmtes zu sein, könnten sich Individuen nicht ansprechen und sich gegenseitig weder Aussagen noch Handlungen zuschreiben. Es wäre keine Kommunikation möglich, man könnte sich nicht aufeinander beziehen.

Was wir als Person bezeichnen, ist eine soziale Notwendigkeit und gesellschaftliche Erfindung. Der Soziologe Niklas Luhmann hat die Person daher treffend als *soziale Adresse* bezeichnet. Der Begriff ›soziale Adresse‹ beschreibt die Aufgabe der Vorstellung, eine Person zu sein und über eine Persönlichkeit zu verfügen, sehr exakt. Das ist weniger kompliziert, als es zunächst klingen mag. Wenn man beispielsweise in einem Raum, in dem sich zwanzig Menschen aufhalten, einen bestimmten ansprechen will, muss man diesen von den übrigen Anwesenden unterscheiden können. Dazu nennt man seinen Namen, beschreibt damit implizit sein Geschlecht, und für den Fall, dass mehrere Kurt oder Bettina heißen, hängt man weitere Beschreibungen an. Man spricht vom ›Kurt aus Solingen‹ oder von ›Bettina der Verkäuferin‹, und je näher man Kontakt zu jemand aufnimmt, desto mehr Geschichten, an die man anknüpfen kann, erfährt man von ihm.

Die soziale Adresse namens Person funktioniert ähnlich wie eine Wohnadresse, die ja auch gebraucht wird, wenn man jemanden erreichen will. Wer keine Wohnadresse hat, kann nicht besucht werden, und wer keine Person darstellt, über den kann nicht gesprochen werden und der kann nicht angesprochen werden. Erst die Beschreibung eines Individuums macht es zu einer Person, die in der Gegenwart erkennbar ist und die in der Zukunft wieder erkannt werden kann. Je persönlicher die Beziehungen zwischen Menschen sind, desto detaillierter muss die jeweilige individuelle Beschreibung ausfallen.

Ohne Identität kein Verhalten

Noch mal: *Identität definiert, wer – welcher der zahllosen sozialen Jemands – man ist.* Aus dieser Definition ergibt sich dann eine weitere soziale Aufgabe von Identität: die Verhaltensorientierung. Verhalten kann man sich nämlich nicht einfach so, sondern nur als ›Jemand‹, also aufgrund einer bestimmten Identität.

Wenn man beispielsweise nicht weiß, ob man ein Mann oder eine Frau ist, findet man die richtige Toilettentür nicht. Man steht vor den beiden Türen und kann sich nicht entscheiden, und wenn man einfach durch eine beliebige Tür geht, kann man Ärger bekommen. Das Beispiel mag banal erscheinen, doch es ließen sich Tausende anhängen. Wenn man nicht weiß, ob man alt oder jung ist, bricht man sich schnell die Knochen. Wenn man nicht weiß, dass man ein Gast ist, benimmt man sich daneben und bekommt Ärger mit dem Gastgeber. Wenn man nicht weiß, dass man Schalke-Fan ist, weiß man nicht, wann man jubeln oder schimpfen soll oder welchem Fanblock man besser aus dem Wege geht. Wenn man nicht weiß, ob man Abteilungsleiter oder Vorstandschef oder Arbeiter ist, weiß man nicht, wo man im Betrieb hingehört und was man dort tun soll. Wenn man nicht weiß, dass man der Liebespartner von jemand ist, weiß man auch nicht, ob man ihn ungestraft küssen darf. Und so weiter.

Identität lässt das Ich beziehungsweise das Selbst entstehen, die Vorstellung, die man von sich aufbaut. Ich weiß, wer ich bin. Mein Name ist ... mein Beruf ist ... meine Vorlieben lauten ... meine Charaktereigenschaften sind ... und ich weiß, wie ich mich als dieser zu verhalten habe. Identität hat somit eine zweifache, miteinander verkoppelte Aufgabe. Sie macht den Einzelnen erkennbar und stattet ihn zudem mit verlässlichen Verhaltensanweisungen aus.

Die Begriffe ›Ich‹ und ›Selbst‹ beziehen sich übrigens beide auf die Vorstellung, die jemand von sich hat. Der Unterschied besteht lediglich darin, dass das Ich kurzfristige Geschichten beschreibt, während das Selbst eine langfristige Beschreibung darstellt. Man kann sagen ›Ich bin müde‹ und gleich darauf ›Ich bin wach‹, ohne mit dieser Gegensätzlichkeit Komplikationen herbeizuführen. Aber man kann sich nicht komplikationslos in einem Moment als starke Person und im nächsten Moment als schwache Person darstellen. Unabhängig davon wird im alltäglichen Sprachgebrauch meist der Begriff ›Ich‹ genommen, um auf sich zu verweisen.

Selbstbeschreibung und Selbstbeobachtung

Über eine individuelle Identität zu verfügen sorgt nicht nur für Verhaltenssicherheit und dafür, dass andere einen erkennen. Identität sorgt auch dafür, *dass man sich selbst erkennt.* Denn man beobachtet sich auf ähnliche Weise, in der man von anderen beobachtet wird oder in der man diese beobachtet. Man vergleicht die aktuelle Wahrnehmung von sich mit der gespeicherten Vorstellung von sich. Man wirft einen Blick in den Spiegel und erkennt sich (wieder). Man schaut auf seinen Körper und erkennt sich (wieder). Man nimmt seine Gedanken wahr und erkennt sie als eigene Gedanken (wieder). Man nimmt seine Gefühle wahr und erkennt sie als vertraute Gefühle (wieder). Um sich wiederzuerkennen, braucht man eine Selbstbeschreibung, die sich in der Selbstbeobachtung laufend bestätigt. Ja, das bin ich, das sind meine Gedanken und Gefühle, das ist mein Verhalten. Das bin ich!

Identität beruht auf Ausblendungen

Nun habe ich bereits darauf hingewiesen, dass die Beschreibung einer Person niemals vollständig sein kann. Wie kann auf dem Hintergrund unvollständiger Erzählungen dann der überzeugende Eindruck entstehen, eine in sich geschlossene und somit wiedererkennbare Person zu sein? Dieser Eindruck ist auf unzählige Ausblendungen angewiesen. Es müssen zahllose Wahrnehmungen aus der bewussten Beobachtung und der folgenden Beschreibung ausgeblendet werden; und zwar jene Wahrnehmungen, die nicht zu den vorwiegend erzählten Geschichten und personalen Beschreibungen passen. Erst durch solche Ausblendungen gelangt man zu einer verlässlichen Identität und wird zu jemand, der scheinbar ›so ist‹, wie er meint zu sein. Ein friedlicher Mensch, ein freundlicher, ein egoistischer, ein liebevoller, ein fürsorglicher, ein geschäftstüchtiger, ein verantwortungsbewusster Mensch. Ein treuer Liebhaber, ein optimistischer Geist, eine aufopfernde Mutter, ein verantwortungsbewusster Vater.

Die Psyche vollbringt auf diese Weise ein wahres Kunststück. Sie sorgt durch Nichtbeobachtung oder Nichtbeachtung dafür, dass sich Selbstbeschreibung und Selbstbeobachtung miteinander decken. Solange das der Fall ist, solange ist kein Problem vorhanden und alles scheint gut. Was aber, wenn man eines Tages etwas an sich beobachtet, was bisher nicht wahrgenommen wurde? Dann ist der schon beschriebene Fall eingetreten, dass in der Psyche etwas stattfindet, was dort scheinbar nicht hingehört – etwas Störendes. Dann ist die psychische Krise oder Identitätskrise da.

Zur Erläuterung dessen hier ein konstruiertes, etwas extremes Beispiel. Wenn eine Frau eines Morgens feststellt, dass ihr ein Penis wächst, dann erkennt sie sich nicht wieder und erleidet einen psychischen Schock. »Das bin nicht ich – was soll ich jetzt tun?« Sie verliert die Orientierung. Was wird der Partner dazu sagen? Was die Freunde? Soll man operieren? Wird man dadurch wieder zu der Frau, als die man sich (er)kennt? Oder lässt man das Ding dran und verändert besser seine Vorstellung von sich und damit auch sein gesamtes Verhalten, seine Vorlieben, seine Gewohnheiten? Wie macht man das? Ist so etwas überhaupt möglich?

Es leuchtet ein, dass mit dem unerwarteten Ereignis die Verlässlichkeit jeder Selbstbeschreibung verloren wäre, die Identität wäre zerstört, zumindest die Geschlechtsidentität und die damit verbundenen Identitäten, und ein psychische Fiasko bräche aus.

Gleiches geschähe natürlich, wenn ein Mann eines Morgens feststellt, dass ihm Brüste gewachsen sind und sein Penis geschwunden ist.

Um eine psychische Verwirrung oder eine schwere Störung auszulösen, braucht es keineswegs extreme Ereignisse, schon ganz normale Vorkommnisse können Identitätskrisen hervorrufen. Eines Tages schaut man in den Spiegel und findet das erste graue Haar. Eines Tages bricht ein Wirbel, und man erleidet bisher unbekannte körperliche Symptome. Eines Tages verlässt einen der Partner, und man durchlebt bis dahin unbekannte Gefühle von Angst und Panik. Irgendetwas passiert ... und sobald es nicht zum Erwarteten passt, ist das Problem mit der Selbstbeschreibung, das psychische Problem, da.

Die Selbstbeschreibung sagt in solch einem Fall beispielsweise: Du bist stark, aber die Selbstbeobachtung nimmt Schwäche wahr. Die Selbstbeschreibung sagt: Du bist ein treuer Partner, aber man beobachtet, dass man Seitensprünge begeht. Die Selbstbeschreibung sagt: Du bist ein ehrlicher Mensch, aber die Selbstbeobachtung sagt, dass man Kunden über den Tisch zieht. Die Selbstbeschreibung sagt: Du bist eine attraktive Frau, ein attraktiver Mensch, aber die Selbstbeobachtung zeigt, dass man keinen Partner findet. Eine Weile kann man über das hinwegsehen, was nicht zueinanderpasst, aber irgendwann fliegt der Etikettenschwindel des Ichs auf, und es lässt sich nicht länger leugnen, dass das beschriebene Selbst nicht mehr dem empfundenen Selbst entspricht; und dann hat man ein psychisches Problem.

Die Bedeutung und Aufgabe von Identität ist damit, so meine ich, ausreichend beschrieben. Allerdings muss man zum Verständnis psychischer Probleme noch einen Gesichtspunkt hinzuziehen, den ich anfangs beschrieben habe. Die Tatsache, dass ein Individuum unter heutigen sozialen Verhältnissen nicht über eine einzige Identität verfügt, sondern über zahlreiche Vorstellungen von sich. Das Stichwort lautet zur Erinnerung: Die Psyche ist ebenso fragmentiert wie die Gesellschaft, sie ist multipel. Damit wächst das psychische Konfliktpotenzial erheblich.

Welches Bild man sich von der komplexen Psyche machen kann

Auf dem Hintergrund dieser Sichtweise ergibt das verbreitete Bild, das man sich von der Psyche macht, keinen Sinn mehr. Es wird ein neues Bild der Psyche gebraucht, schon deshalb, weil davon abhängt, wie man mit seelischen Problemen umgeht. Es ist nicht mehr zeitgemäß, sich die Psyche als eine in Es/Ich/Über-Ich geschichtete Instanz vorzustellen. Ebenso wenig sinnvoll erscheint es, sie wie ein Fachwerk mit Fundament und Aufbau zu sehen.

Doch offenbar sind solche Vorstellungen noch weit verbreitet. Überhaupt habe ich den Eindruck gewonnen, dass sich manche Therapeuten ungenügend mit der Funktion der Psyche befassen. Denn ein psychisches Problem ist meist kein Zeichen für eine falsch funktionierende Psyche. Psychische Probleme weisen im Gegenteil darauf hin, dass die Psyche ihrer Aufgabe nachkommt, dass sie gewissermaßen gut funktioniert.

Doch gehen wir Schritt für Schritt vor. Was ist die Psyche und worin besteht ihre Aufgabe? Die Psyche lässt sich als ein Instrument definieren, dessen Aufgabe darin besteht, Hirnereignisse zu organisieren. Die Psyche unterscheidet sich demnach vom Gehirn. Das Gehirn sammelt Eindrücke, aber es kann mit diesen Eindrücken nichts anfangen. Es weiß schlicht nicht, was diese Farben und Töne und Schatten bedeuten. Um etwas damit anfangen zu können, braucht es eine ordnende Instanz, es braucht die Psyche. Diese Instanz deutet die einzelnen Wahrnehmungen und verleiht ihnen Sinn. Sinn ist somit nicht in den Ereignissen oder Wahrnehmungen enthalten, er wird erst durch die Psyche erzeugt, weshalb man von der Psyche als einem Sinnsystem spricht.

Die Psyche ist, anders als das Gehirn, aber nicht von Geburt an vorhanden; daher ist Sinn ebenfalls nicht von Anfang an da. Die Psyche muss nach und nach aufgebaut werden, erst im Laufe der Jahre entwickelt sie sich zu einem perfekten Deutungsinstrument. Man lernt Bezeichnungen für Gegenstände, Menschen und Vorgänge, man begreift, was man unter welchen Umständen zu erwarten hat, und baut schließlich die Vorstellung von sich als einer Person auf.

Diese psychische Prägung und die Identitätsentwicklung geschehen sozial, im Kontakt mit anderen Menschen, allen voran im Kontakt mit den Eltern. Beispielsweise sprechen Eltern einem Kind seinen Namen so lange vor, sprechen es so lange damit an, bis es begreift, damit gemeint zu sein, und dann zukünftig erwartet, so und nicht anderes angesprochen zu werden. Ebenso verhält es sich mit den Geschichten und Erzählungen, die das Kind betreffen, auch sie werden an es *herangetragen*. Dem Baby wird eine Persönlichkeit regelrecht *eingeredet*. Im Laufe des Heranwachsens greift die Psyche dann selbst in diesen Prozess ein, indem sie auswählt, was sie als zu sich gehörend betrachtet und womit sie sich nicht identifiziert.

Es dauert viele Jahre, bis sich eine psychische Struktur bildet, die den Einzelnen in die Lage versetzt, sich in den sozialen Umständen und mit sich selbst zurechtzufinden. Unter einer psychischen Struktur darf man sich nun kein Gerüst vorstellen, vielmehr sind damit die jeweiligen Erwartungen gemeint. Man weiß irgendwann, wie die Dinge offenbar zusammenhängen und was man zu erwarten hat. Aha – jemand sagt ›Michael‹ –, damit muss ich gemeint sein. Aha – jemand schaut mich freundlich an –, er wird mich wohl mögen. Jemand greift mich an – jemand stellt sich vor mich – jemand hört mir nicht zu – jemand stellt Forderungen ... und das und alles andere bedeutet etwas ganz Bestimmtes.

Die Psyche vollbringt wahre Wunder. Sie muss zahllose Eindrücke ordnen und dabei das jeweilige Geschehen, seine Umstände und den gesellschaftliche Bereich, in dem es geschieht, berücksichtigen. Sie muss unzähligen Wahrnehmungen Sinn verleihen und dadurch Verhaltensmöglichkeiten eröffnen, denn ohne Sinn ist, ich bin darauf schon eingegangen, Verhalten nicht möglich, sinnlosen Dingen gegenüber bleibt man perplex.

Wie macht sie das? Wie lässt die Psyche Sinn entstehen? Dazu muss sie einzelne Wahrnehmungen in einen Zusammenhang miteinander bringen. Über den Sinn der Dinge und die jeweilige Reaktion darauf entscheiden daher nicht die Vorgänge selbst, sondern der jeweilige Kontext, in den sie von jemand gestellt werden. Dieser Kontext ist von Individuum zu Individuum unterschiedlich. Daher können identische Vorgänge zu ganz unterschiedlichen Deutungen führen, einen unterschiedlichen Sinn ergeben und unterschiedliche Reaktionen nach sich ziehen.

Beispielsweise kann man sagen, dass der Tod eines entfernten Verwandten ein im Grunde bedeutungsloser Vorgang ist. Der Vorgang erhält erst durch Deutung eine Be*deutung*. Es kommt nun darauf an, in welchen Zusammenhang der Vorgang gestellt wird. Im Zusammenhang namens ›Religiosität‹ mag der Vorgang bedeuten, dass Gott das Schicksal lenkt und man sich seinem Willen hingeben soll. Im Zusammenhang namens ›Esoterik‹ mag der gleiche Vorgang bedeuten, dass jemand seinen Lebenskreis früh vollendet hat. Der Sinn des Todes läge so gesehen darin, den nicht mehr benötigten Körper zu verlassen und in eine höhere Daseinsform überzugehen. Im Zusammenhang namens ›Einsamkeit‹ mag der gleiche Vorgang bedeuten, dass das Leben ungerecht ist, weil andere weiterleben können und der geliebte Mensch nicht. Der jeweilige Sinn führt dann zu einem entsprechenden Verhalten, beim Christen zum Gebet, beim Esoteriker zu einem Fest und beim Einsamen zum Rückzug.

Sinn wird von der Psyche in einer Art Kettenproduktion produziert: Wahrnehmungen werden in einen Kontext gestellt, das führt zu einer Überzeugung, aus der sich eine Erwartung ergibt, die zu einem entsprechenden Verhalten führt. Mein Partner kommt erst morgens nach Hause – im Kontext ›Misstrauen‹ entsteht die Überzeugung, ›er geht fremd‹ – man erwartet, verlassen zu werden – man entwickelt Angst und greift an oder zieht sich zurück. Im Kontext ›Vertrauen‹ entsteht die ganz andere Überzeugung, ›mein Partner braucht Zeit für sich‹ – man erwartet, dass die Beziehung weitergeht – man bleibt entspannt und zugewandt. Am Ende der psychischen Kettenproduktion stehen das Verhalten und eine Erfahrung, aber ausschlaggebend dafür ist der Kontext, der am Anfang des Sinngebungsvorgangs steht.

Nun darf man sich die Sache nicht so vorstellen, dass Menschen nur über einen oder wenige Kontexte verfügen. Davon hat jeder im Laufe seines Lebens buchstäblich zahllose aufgebaut. Sobald das Gehirn Wahrnehmungen liefert, werden die Ereignisse im Licht der zahllosen Kontexte geprüft, bis der Sinn entsteht, der am wahrscheinlichsten erscheint. Das geschieht meist in Bruchteilen von Sekunden.

So weit die Theorie psychischer Vorgänge. Praktisch wird die Sache, wenn man Kontexte als psychische Subsysteme bezeichnet und danach den Schritt zur Identität macht. Dann lautet die jeweils aufschlussreiche Frage: ›Welchen Sinn ergibt ein Vorgang, wenn er von einem Individuum in einem der von ihm entwickelten Subsysteme gedeutet wird?‹ Welchen Sinn ergibt etwas, was im Licht der Wirtschaftlichkeit, der Liebe, der Religion, der Partnerschaft, der Verbundenheit, der Einsamkeit, des Misstrauens, des Vertrauens, der Geduld, der Resignation, der Zuversicht, der Hilflosigkeit, der Zielstrebigkeit etc. gedeutet wird?

Vom Subsystem ist es nur ein kleiner Schritt zur Identität. Spricht man von Identitäten, dann lauten die Fragen: »Welchen Sinn ergibt ein Vorgang für ›den Wirtschaftenden‹, für ›den Liebenden‹, für ›den Gläubigen‹, für ›den Partner‹, für ›den Starken‹, für ›den Resignierten‹ etc.?« Damit ist man dann bei der Identität angelangt und bei der Frage: ›Wer deutet wie?‹

Die polykontexturale Psyche

Welches Bild kann man sich von der quer durch dieses Buch beschriebenen vieldeutigen, vielgesichtigen Psyche, von der polykontexturalen Psyche machen, die blitzschnell zwischen verschiedenen Identitäten umschaltet? Am ehesten scheinen Bilder von Synapsen geeignet, psychische Vorgänge zu beschreiben.

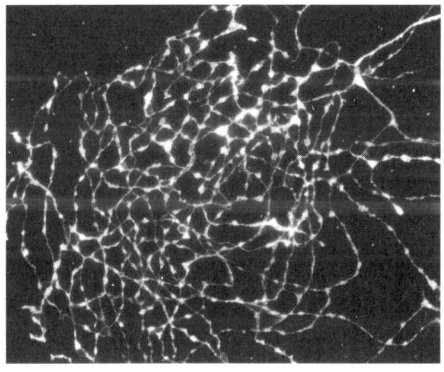

Es gibt schätzungsweise eine Billiarde dieser hirnorganischen Schaltstellen, die unzählige Schaltkreise bilden. Man kann sich ein psychisches Subsystem (einen Deutungszusammenhang oder psychischen Kontext oder eine Identität) wie solch einen Schaltkreis vorstellen. Eine Wahrnehmung wird durch diese

Schaltkreise geprüft, und wenn ein Sinn entsteht, hält das Deutungssystem sozusagen an. Der Betreffende ›weiß‹ dann, was geschieht und wie er zu reagieren hat. Ich stelle mir das vor wie die rasenden Ziffern an einem Spielautomaten, die plötzlich stehen bleiben und dann eine sinnvolle Zeichenkette präsentieren.

In der Psyche entstehen und verblassen ständig Deutungskontexte, welche den zahlreichen Wahrnehmungen Sinn verleihen. Der jeweilige Sinn von Vorgängen hängt von den Kontexten ab, die jemand aufgebaut hat, ist also zu Teilen sozial und zu anderen Teilen individuell.

Die Psyche nimmt wahr, aber was sie für wahr hält, ist nicht wahr, sondern Interpretation. Die jeweilige Interpretation und das daraus resultierende Verhalten hat sich zu einem früheren Zeitpunkt des Lebens oft bestätigt und bewährt. Das bedeutet, dass die jeweilige Sinngebung zu dem Zeitpunkt, als sie entstanden ist, ein Problem gelöst hat. Das Problem nämlich, einen Vorgang zu deuten, entsprechende Erwartungen aufzubauen und darauf mit einem bestimmten Verhalten zu reagieren.

Wenn jemand beispielsweise sehr früh die Eltern verloren hat, mag dieser Vorgang in ihm die Erwartung bilden ›Menschen, die ich liebe, werden mich verlassen‹. Sobald er im späteren Leben jemanden liebt, mag er unbewusst erwarten, verlassen zu werden. Er stellt sich auf diese schmerzliche Situation ein, beispielsweise indem er Liebesbeziehungen vermeidet und indem er darin zu einem ›Distanzierten‹ wird. Das Beziehung vermeidende Verhalten des ›Distanzierten‹ ist indes kein Zeichen für eine falsch funktionierende oder gar für eine gestörte Psyche. Die Frage ist ja nicht, ob eine Deutung wahr oder unwahr ist, die Frage ist vielmehr, wie sie sich unter den jeweiligen Umständen auswirkt. Da der ›Distanzierte‹ inzwischen erwachsen ist, gerät die Lösung von einst zum Problem von heute. Die zur Geltung kommende Identität ist auch nur deshalb problematisch, wenn mittlerweile eine andere Identität aufgetaucht ist, die eines ›Liebesuchenden‹ beispielsweise. Dann wird der ›Liebe suchende‹ für den ›Distanzierten‹ zum Problem, und es wird Zeit, eine andere Identität einzunehmen, die eines ›Verbundenen‹ beispielsweise.

Diese Erläuterungen über die Funktion der Psyche führen zu der Erkenntnis: *Ein psychisches Problem ist ein Problem des Übergangs von einer in eine andere Identität, von einem Kontext in einen anderen, von einem psychischen Subsystem in ein anderes.*

Die Psyche kommt stets ihrer Aufgabe nach, sie produziert Sinn; daher gibt es keine sinnlosen Verhaltensweisen. Der Sinn ist jedoch stets der Sinn, den der Einzelne seinen Wahrnehmungen verleiht, ein vermeintlicher Sinn. Will man ein rätselhaftes Verhalten verstehen, dann muss man nach dem Sinn suchen, der sich hinter dem Verhalten verbirgt, oder nach derjenigen Identität, für die das Verhalten einen Sinn ergibt.

Stellen Sie sich vor, Sie würden jemand sympathisch finden, auf ihn zugehen und ihn ansprechen. Was könnte der Vorgang für ihn bedeuten, wenn er sich von Ihnen abwendet – sich Ihnen freundlich zuwendet – Sie beschimpft – sich ruckartig umdreht und wegläuft – Ihnen die Faust ins Gesicht schlägt? Wie immer das jeweilige Verhalten aussieht, der Betreffende folgt darin der inneren Logik, die sich aus seinen Deutungen ergibt. Fragen, die zum Verständnis führen, lauten dann: Wovon muss er überzeugt sein, um sich so zu verhalten? In welchem Kontext sieht er den Vorfall? Was will er mit seinem Verhalten erreichen bzw. verhindern?

Verhalten ohne Sinn ist nicht möglich, es sei denn, es liegt ein organischer Schaden vor oder jemand steht unter dem Einfluss chemischer Substanzen. Man darf nur den vermeintlichen Sinn nicht mit sinnvollem Verhalten gleichsetzen. Wenn jemand seinen Partner mit Eifersucht traktiert, dann mag dieser ihn verlassen. Dennoch verfolgte das Verhalten des Eifersüchtigen den Sinn, den Partner zu behalten, indem er ihn kontrolliert. Man muss daher beim Thema Sinn zwischen Absicht und Wirkung unterscheiden, und bei Therapie geht es nicht zuletzt um die Diskrepanz zwischen der individuellen Absicht eines Verhaltens und der realen Wirkung unter den jeweiligen Umständen.

Ohne Probleme geht es nicht

Psychische Probleme sind in den meisten Fällen Probleme des Übergangs von einer Identität in eine andere. Gelingt dieser Übergang nicht, dann produzieren die Lösungen von damals die Probleme von heute. Dieser Mechanismus macht auch verständlich, warum psychische Probleme unvermeidlich sind.

Denn erst anhand von Problemen bemerkt man, dass eine Deutung den Umständen nicht mehr angemessen ist und unerwünschte Wirkungen hervorruft und dass ein Übergang in eine andere Identität anliegt.

Aus diesem Grund lautet der völlig ernst gemeinte Untertitel eines meiner Bücher *Wer etwas ändern will, braucht ein Problem*[89]. Der Satz kann fortgeführt werden mit der Formulierung »Wer ein Problem hat, braucht eine andere Identität«.

Zum Abschluss dieses Abschnitts möchte ich nochmals auf das Bild von der Psyche zurückkommen, von dem nicht zuletzt die Haltung des Therapeuten und sein Umgang mit dem Klienten abhängen. Das Bild der polykontexturalen Psyche fordert dazu auf, nach den Identitäten zu suchen, die an einem Problem betei-

ligt sind. Sucht der Therapeut nach den unvereinbaren Identitäten, dann sitzt ihm nicht wirklich eine Person gegenüber, vielmehr hat er es mit psychischen Subsystemen zu tun. Er begegnet
nicht dem ›ganzen Menschen‹, sondern den Identitäten, die sich
im Kontakt mit ihm offenbaren. Er kann lediglich mit dem ›Ich‹
oder ›Selbst‹, mit dem der Klient identifiziert ist, und mit dem
jeweiligen ›Nicht-Ich‹ oder ›Nicht-Selbst‹, das die Störung verursacht, Kontakt aufnehmen.

Deshalb hat es auch wenig Sinn, den Klienten als einheitliche
Person anzusprechen, etwa mit der Frage »Was wollen Sie ändern?«. Oft habe ich gehört, dass Therapeuten ihre Klienten
auffordern: »Entscheiden Sie sich doch endlich.« Bei solcher
Frageweise bleibt offen, an wen die Frage gerichtet ist, an das
Ich oder an das Nicht-Ich; und daher können Klienten mit solchen unklaren Identitätsadressierungen meist nicht viel anfangen. Denn je nachdem, wer antwortet, fällt die Antwort ganz
unterschiedlich aus.

Wenn jemand beispielsweise mit Leistung identifiziert ist
und Konzentrationsstörungen erleidet, dann wird die Antwort
des Ich auf die Frage »Was wollen Sie ändern« lauten: »Ich will
mich besser konzentrieren können.« Stellt man die gleiche Frage
hingegen an das Nicht-Ich, also an den ›Unkonzentrierten‹, dann
wird die Antwort lauten: »Ich habe die Nase voll von der Arbeit,
ich will mich treiben lassen und etwas Schönes erleben.«

Hier zeigt sich ein Vorteil einer reinen Konfliktorientierung
gegenüber der Orientierung an der ›ganzen‹ Person. Achtet der
Therapeut verstärkt auf Identitäten, kann er dem Klienten anders begegnen. Er achtet dann darauf, mit wem er gegenwärtig
spricht, wer ihm grade gegenübersitzt, wer ihn jetzt angreift,
wer sich gerade in ihn verliebt, wer sich an ihn klammert etc.
Er achtet darauf, ob er gerade im Kontakt mit der Problem- oder
Lösungsfigur ist.

Das Bild der polykontexturalen Psyche macht neugierig auf den Konflikt, auf die daran beteiligten Identitäten, auf den notwendigen Übergang in eine andere Identität, auf den Sinn von Störungen. Darauf, wie Probleme ihre Lösungen enthalten. Denn entgegen der Annahme, es komme ein kranker oder defizitärer Mensch in die Praxis, kommt meist derjenige, der weitergehen und die Störung auflösen will und der bereits erste Lösungsansätze für seine Situation entwickelt hat – sonst hätte er kein Problem.

Wie Probleme ihre eigenen Lösungen enthalten

Das Wesen von Problemen und die Aufgaben von Identität sind, so meine ich, ausreichend beschrieben, darüber hinaus habe ich ein Bild von der Psyche entworfen. Das zusammen genommen erklärt den Probleme schaffenden Mechanismus, der der Psyche innewohnt.

> Der Probleme schaffende Mechanismus liegt in der paradoxen Anforderung begründet, auf die Vorstellung angewiesen zu sein, man sei eine einheitliche Person, ohne dies je sein zu können.

Man muss sich für eine Einheit halten, obwohl man eine Vielheit ist. Man muss sich für ein festes Ich halten und als ein berechenbares Selbst beschreiben, ohne dies verlässlich sein zu können. Die Psyche hat viele Gesichter, die multiple Persönlichkeit ist der Normalfall. Sobald die inneren oder äußeren Umstände – die eigenen Gefühle/Bedürfnisse, die Reaktionen anderer Menschen oder die sozialen Vorgänge – sich ändern, werden psychische Subsysteme aufgerufen, die nicht zu den Identitäten passen, mit denen man gerade identifiziert ist. Ich und Nicht-Ich geraten in Konflikt miteinander, das Problem ist da, die Psyche wird als gestört erlebt, weil sie nicht mehr reibungslos funktioniert. Erreicht das Problem eine entsprechende Intensität, kann nicht länger darüber hinweggesehen werden, dass etwas nicht stimmt. Was nicht stimmt, sind allerdings nicht die Vorfälle und Ereignisse, denen man ausgesetzt ist. Was nicht stimmt, ist die Reaktion darauf. Was nicht stimmt, ist die Identität, an der man festhält, sie liefert unter den veränderten Umständen keine sinnvollen Deutungen und keine brauchbaren Verhaltensanweisungen.

> Die einzige Chance für den Fall, dass Störendes nicht von selbst verschwindet, besteht darin, seine bisherige Identität zu verlassen und eine andere Identität anzunehmen.

Das Gute an der Entwicklung ist: Man braucht sich um die neue Identität keine Gedanken zu machen. Sie ist bereits da, ansonsten gäbe es kein Problem mit ihr. Sie ist im Störenden. Die Lösung eines Problems ist somit stets im Problem enthalten! In diesem faszinierenden Phänomen liegt der wesentlichste Ansatz zur Bewältigung von Problemen. Ein Ansatz, der von der traditionellen Beratung und Psychotherapie meines Erachtens noch zu wenig aufgegriffen wird.

Defizit oder Sinn?

Es macht einen großen Unterschied, ob man eine defizitorientierte Sichtweise einnimmt oder psychischen Problemen einen Sinn unterstellt. Bevor ich schildere, wie Lösungen in Problemen stecken, möchte ich diesen Unterschied an einem kleinen Beispiel erläutern.

Es handelt sich um eine Frau, die jahrelang unter Alkoholabhängigkeit litt. Die Frau trank so heftig, dass sie eines Tages wegen einer lebensbedrohlich veränderten Bauchspeicheldrüse ins Krankenhaus eingeliefert wurde. Das war insofern ein Wendepunkt, als sie sich anschließend in eine psychotherapeutische Klinik begab. Dort wurde ihr erklärt, sie sei alkoholkrank und würde es ihr Leben lang bleiben. Dann begann ihre ›Behandlung‹. Sie musste sich verpflichten, abstinent zu bleiben, an den dortigen Programmen teilnehmen und die Medikamente einnehmen, die ihr verabreicht wurden. Als es zu einem Rückfall kam, wurde sie aus der Klinik entlassen. Dieser Ablauf wiederholte sich in den nächsten beiden Jahren mehrmals, die Kliniken wechselten, die Behandlung blieb die gleiche, defizitorientierte Behandlung, ein bleibender Erfolg stellte sich nicht ein.

Dann erfuhr die Frau von einer ambulanten Maßnahme in einer Klinik am Universitätsklinikum Hamburg, an der sie teilnahm. Dort wurde sie nicht als krank angesehen, sondern als ein Mensch, der versucht, mit Alkohol ein emotionales Problem zu lösen. Ihr wurde die Art der Maßnahme erklärt, sie bekam eine Notrufnummer für den Fall, dass sie die Flasche ansetzen wollte und sofort Kontakt mit einem Therapeuten braucht, und es wurde ihr versichert, dass sie auch bei Rückfällen weiter am Programm teilnehmen kann. Nach einigen Monaten war sie vom Alkohol los und ist das seither (2 Jahre) geblieben. Als wichtigste Hilfe bei diesem Prozess bezeichnete sie in einem Gespräch mit dem Autor, »dass ich nicht als krank angesehen und nicht von oben herab behandelt wurde, sondern als Partner auf Augenhöhe, als jemand, der selbst entscheidet und der für sich verantwortlich ist«.

Der Fall zeigt den Unterschied zwischen Behandlung und einer lösungsorientierten Begleitung. Bei einer Behandlung weiß der Arzt/Psychotherapeut, was dem Patienten fehlt und was er zu tun hat, um wieder gesund zu werden. Bei einer lösungsorientierten Begleitung geht der Therapeut davon aus, dass der Alkoholkonsum einen Sinn ergibt. Er fragt sich: ›Welches Problem löst derjenige durch den Alkoholkonsum?‹ Es wird sich um ein emotionales Problem handeln, die Droge macht schlechte Gefühle erträglich oder ruft positiv empfundene Zustände hervor. So gesehen, handelt es sich beim Alkoholismus um eine Art ›Selbstmedikation‹, die allerdings nicht ohne negative Folgen bleibt, die also andere Probleme hervorruft. Ziel der Begleitung auf Augenhöhe war es zu erforschen, welche Gefühle durch den Alkohol gemieden oder hervorgerufen werden, um dann nach Möglichkeiten zu suchen, das positiv Empfundene auf eine andere Weise zu erreichen. Im Fall dieser Frau ist es gelungen, aber es kann durchaus sein, dass sich jemand dafür entscheidet, seine Selbstmedikation fortzuführen. Darüber hat kein Therapeut zu entscheiden.

Der Frau wurde geholfen, weil man sie begleitete und nicht behandelte. Werfen wir an diesem Punkt nochmals einen kurzen Blick auf die Richtlinientherapie. Sie hat bisher Psychotherapeuten die Behandlung von nicht abstinenten Patienten verboten. Nun versucht sie dieses Verbot zu lockern, tut es aber auf die ihr eigene bürokratische, kostentreibende und kontraproduktive Art.

Änderung der Psychotherapierichtlinien vom 14. April 2011

Abweichend davon ist eine Anwendung der Psychotherapie bei Abhängigkeit von psychotropen Substanzen dann zulässig, **wenn die Suchtmittelfreiheit bzw. Abstinenz parallel zur ambulanten Psychotherapie bis zum Ende von maximal 10 Behandlungsstunden erreicht werden kann. Das Erreichen der Suchtmittelfreiheit bzw. der Abstinenz nach Ablauf dieser Behandlungsstunden ist in einer nicht von der Therapeutin oder von dem Therapeuten selbst ausgestellten ärztlichen Bescheinigung festzustellen.** Diese Feststellung hat anhand geeigneter Nachweise zu erfolgen. Sie ist von der Therapeutin oder von dem Therapeuten als Teil der Behandlungsdokumentation vorzuhalten und auf Verlangen der Krankenkasse vorzulegen. Kommt es unter der ambulanten psychotherapeutischen Behandlung zu einem Rückfall in den Substanzgebrauch, ist die ambulante Psychotherapie nur fortzusetzen, wenn unverzüglich geeignete Behandlungsmaßnahmen zur Wiederherstellung der Suchtmittelfreiheit bzw. Abstinenz ergriffen werden.

Was hier verlangt wird, ist absurd und dient allein dem Anschein der Kostenkontrolle. Wie soll ein Psychotherapeut wissen, ob eine Suchtmittelfreiheit innerhalb von zehn Stunden erreicht werden kann? Er ist ja kein Hellseher.

Die Änderung wurde offenbar von Behandlungsgläubigen erwirkt, die penibel darauf achten, dass ihre Vorstellungen einer suchtmittelfreien psychotherapeutischen Behandlung durchgesetzt werden. Man kann nur den Kopf schütteln ob solcher Kleinkariertheit.

Moderne Ansätze, die wie im geschilderten Fall von einer lösungsorientierten Sicht ausgehen, die dem Problem einen Sinn unterstellen, können sich gegen die zunehmend verfestigte Richtlinientherapie kaum durchsetzen. Dabei gibt es wohl kein Problem im Graubereich psychischer Störungen, das nicht auf seine Lösung hinweist.

Die Lösung ist im Problem enthalten

Um zu sehen, *wie* eine Lösung im Problem enthalten ist, muss man verstehen, dass eine Identität für sich genommen kein Problem hervorrufen kann. Identitäten sind Identitäten, nicht mehr und nicht weniger. Sie enthalten Erwartungen, Deutungen und

Handlungsanweisungen. Zum Problem werden sie erst, wenn etwas auftaucht, was nicht zu ihnen passt.

Lassen Sie mich das anhand eines Beispiels erläutern. Es handelt sich um eine Frau, die in die Beratung kommt und sich über ihren Mann beschwert. Sie ist seit zwölf Jahren verheiratet und sagt, seit zwei Jahren fühle sie sich von ihm unterdrückt. Der Berater fragt, ob sie sich in den ersten zehn Jahren unterdrückt gefühlt habe. Sie verneint. Der Berater fragt, ob der Mann sein Verhalten in den letzten Jahren verändert habe. Sie verneint. Der Berater fragt, ob sie selbst ihr Verhalten in den letzten Jahren verändert habe. Sie verneint zögerlich, dann erläutert sie. Die ersten zehn Jahre habe sie sich sehr wohl und sicher in der Beziehung gefühlt und ihrem Mann alle wesentlichen Entscheidungen überlassen. Inzwischen würde sie gelegentlich anderer Meinung sein, halte ihren Standpunkt in der Diskussion mit ihrem Mann aber nicht durch. Sie entwickle den Wunsch, sowohl die Wohnung als auch einige zur Routine gewordene Verhaltensweisen zu verändern, komme aber gegen ihren Mann nicht an. Er habe schon geäußert, wenn es ihr nicht passe, könne sie ja gehen. Das mache ihr Angst. Sie sei unzufrieden und wisse nicht, wie sie damit umgehen solle.

Schauen wir uns die Lage aus einigem Abstand heraus an. Diese Frau hat sich zehn Jahre lang an die Wünsche und Bedürfnisse ihres Mannes angepasst. *Das war kein Problem*, denn es ging ihr gut! Das Problem entstand erst, als etwas Neues in ihrer Psyche auftauchte: eine eigene Meinung und eigene Vorstellungen, die von denen ihres Mannes abwichen.

Anpassung ist kein Problem. Unterordnung ist kein Problem. Erfolgsdruck ist kein Problem. Angst ist kein Problem. Egoismus ist kein Problem. Altruismus ist kein Problem. Einsamkeit ist kein Problem. Liebe ist kein Problem. Trauer ist kein Problem. Sogar jemand zu töten ist kein Problem.

Keine Identität ist ein Problem, solange ihr nichts Unvereinbares entgegensteht. Im Fall der Frau sind konkrete folgende Subsysteme oder Identitäten am problematischen Geschehen beteiligt. Die eine Identität kann man als ›Angepasste‹ bezeichnen, die andere hat eine abweichende Meinung, man könnte sie die ›Eigenständige‹ nennen. Das geht nicht zusammen. Entweder man passt sich an, hält den Mund und sagt zu allem Ja und Amen. Oder man äußert seine eigene Meinung und steht dazu, dann setzt man sich auseinander und sorgt für eine zufriedenstellende Lösung. Man kann aber nur entweder das eine oder das andere tun, sich anpassen oder auflehnen, ohne ein Problem zu haben. Wenn man beiden Identitäten folgen möchte, gerät man zwischen deren Mühlsteine und hängt fest; oder man möchte sich weiter anpassen, aber die Eigenständige schiebt ihren Fuß in die Tür.

Ich habe schon beschrieben, dass man meist für die Identität Partei ergreift, mit der man bisher klargekommen ist. Die Frau ist zu diesem Zeitpunkt noch mit der Identität ›Angepasste‹ identifiziert. Das zeigt sich darin, dass sie in den Auseinandersetzungen noch nicht gegen ihren Mann ankommt und widerwillig nachgibt. Als Angepasste kann sie an der Situation nichts ändern. Dennoch gibt die ›Eigenständige‹ keine Ruhe und nagt am psychischen Frieden, was sich als Unzufriedenheit bemerkbar macht. Die Eigenständige muss nun auf irgendeine Weise zufriedengestellt werden, damit wieder Ruhe im psychischen Haus einkehrt. Die Lösung liegt also darin, die Eigenständige wahrzunehmen, ihre Ziele und Absichten zu würdigen und dem von ihr angewiesenen Verhalten zu folgen.

Das Beispiel zeigt, dass es keine Probleme ›an sich‹, sondern nur Probleme ›mit sich‹ gibt und dass man daher stets das passende Problem bekommt.

Anders ausgedrückt: Im Problem, das jemand präsentiert, sind stets Lösungsansätze enthalten. Diese lassen sich als zwei widersprüchliche Identitäten identifizieren. Die Aufgabe eines Psychotherapeuten besteht nun darin, die am Problem beteiligten Identitäten zu erkennen und gemeinsam mit dem Klienten zu erforschen. Psychotherapeuten sind, so gesehen, Spezialisten im Beobachten der vom Klienten nicht beobachteten Vorgänge.

> Psychotherapeuten sind insofern Experten, als sie über spezielle Beobachtungstechniken verfügen, mit denen das je Unbeobachtete wieder eingeführt wird.[90]

Das Unbeobachtete ist ein anderer Begriff für das Unbewusste. Allerdings ist der Begriff des ›Unbeobachteten‹ wesentlich flexibler und auch offener. Es gibt immer etwas, was nicht beobachtbar ist. Nicht etwa deshalb, weil die Menschen zu unbewusst wären, sondern weil die Psyche viel zu komplex und viel zu beweglich ist, um überschaut zu werden.

Eine Psychotherapie der Identitäten

Die hier geschilderte Psychotherapie der Identitäten ist meiner Ansicht nach die passende Vorgehensweise für den Graubereich ganz normaler psychischer Störungen. Um sie anzuwenden, braucht der Therapeut den Klienten weder mit Modellen zu vergleichen noch ihm Lösungswege aufzuzeigen noch ihn mit Ratschlägen zu versorgen. Er beobachtet vielmehr, wie der Klient sein Problem konstruiert, was also an Störendem auftaucht und woran der Klient festhalten möchte, macht ihn auf seine Beobachtungen auf die eine oder andere Art aufmerksam und erkundet mit ihm gemeinsam die im Problem enthaltenen Lösungsansätze.

Im obigen Beispiel brauchte der Berater sich die ›Eigenständige‹ nicht auszudenken, er entnahm sie aus der Schilderung der Frau. Man muss allerdings berücksichtigen, dass die Lösung an diesem Punkt der Entwicklung erst angedeutet und keinesfalls bereits verwirklicht ist. Die Identität ›Angepasste‹ ist nicht verschwunden, sondern wirksam, und sie wird ihre ganze Überzeugungskraft aufwenden, damit die Frau mit ihr identifiziert bleibt. Ebenso lassen sich für diese Lösung keine allgemeinen Verhaltensratschläge formulieren, denn was ›Eigenständigkeit‹ für diese Frau bedeutet, das weiß an diesem Punkt niemand, weder der Berater noch die Frau selbst. Die Frau wird diese noch recht fremde Identität nach und nach so lange erforschen, bis sie dazu ›Ich‹ sagen kann. Dann hat sie ihr Problem gelöst, denn dann hat sie sich mit einer anderen Identität identifiziert beziehungsweise eine andere Selbstvorstellung entwickelt.

Identität muss übrigens laufend verändert werden, sie bleibt nicht unbeeindruckt von kleinen Beobachtungen, die man an sich macht und die ihr widersprechen. Daher erzählt man laufend Geschichten über sich, in welche diese kleinen Beobachtungen einfließen, und baut so seine Selbstbeschreibung nach und nach um. Für den Problemfall trifft das nicht zu, er entsteht, wenn etwas dauerhaft übersehen oder inadäquat gedeutet wurde.

Hat man eine veränderte Identität eingenommen, dann sagt man zu dem, was bisher ›Nicht-Ich‹ war, auf seine eigene Weise ›Ich‹. Man rechnet sich das, was bisher nicht zu einem gehörte, nun ebenfalls zu. Man sagt »Das gehört auch zu mir« oder »Das bin ich auch« oder »Ich habe mich verändert, ich bin ein anderer geworden«. Man sagt beispielsweise: Ich bin nicht nur stark, ich bin auch schwach. Ich bin nicht nur verständnisvoll, ich habe auch eigene Bedürfnisse, ich bin auch egoistisch. Mir kommt es mittlerweile nicht nur auf Erfolg, sondern auch auf Liebe an. Ich bin nicht nur ängstlich, ich kann auch mutig zu mir stehen.

Solche Aussagen weisen auf die veränderte Selbstbeschreibung und den gelungen Übergang in eine andere Identität hin. Aus dieser ergeben sich andere Deutungen und Verhaltensanweisungen, man verhält sich anders und wird demzufolge auch von anderen Menschen anders beschrieben.

Identitätswechsel geschieht ständig, auch wenn man ein Leben lang glaubt, derselbe zu bleiben. Man wird vom Baby zum Kind zum Erwachsenen zum alten Menschen. Vom angepassten zum Rebellen. Vom Liebenden zum Einsamen. Vom Glücklichen zum Gebrochenen. Vom Engagierten zum Resignierten. Vom Reichen zum Armen. Vom Politiker zum Arbeitslosen. Vom Gesunden zum Krüppel. Vom Verheirateten zum Single. Vom Kinderlosen zum Vater/zur Mutter ... oder von unzähligen anderen zu unzähligen anderen Möglichkeiten und umgekehrt.

Manche dieser Identitätswechsel geschehen relativ problemlos, andere wiederum rufen psychische Krisen hervor. Der Mechanismus der Problemlösung ist indes ein immer gleicher. Er besteht darin, sich der Entwicklung zuzuwenden und ›ein anderer‹ zu werden.

Die Lösungsfrage lautet nicht ›was‹, sondern ›wer‹

Bei der Lösung psychischer Probleme geht es darum, eine andere Identität einzunehmen (oder eine nicht ausreichend stabile Identität auszubauen). Es geht also nicht darum, was man tun soll, sondern *wer man* – in Bezug auf den Lebensbereich, in dem das Problem entsteht – *zukünftig sein will.*

Warum lassen sich Probleme nicht durch Was-Fragen lösen, zumindest keine psychischen Probleme, die diesen Namen verdienen? Es ist doch ganz normal, dass jemand, der ein Problem erlebt, zuerst einmal fragt, was er tun oder lassen sollte, um es loszuwerden. Aber genau deshalb funktioniert die Sache nicht, sondern ist von Anfang an faul. Die Was-Frage wird nämlich von der Problemidentität gestellt. Also von derjenigen Identität, mit der man identifiziert ist und an der man festhalten möchte. Allerdings verursacht diese Identität das Problem, weil sie dem Nicht-Ich keinen Platz einräumt, sie ist auf ihren eigenen spezifischen Sinn und das dazugehörige Verhalten festgelegt, und daher kann sie das Problem nicht lösen. Ihr zu raten, was sie anders machen soll, wäre sinnlos, weil sie dem Ratschlag nicht folgen könnte.

Lassen Sie mich diese Zusammenhänge an einem Beispiel aus der Praxis erläutern. Es handelt sich um einen 58-jährigen leitenden Manager eines großen Unternehmens, der in die Beratung kommt, weil er beklagt, an unpassenden Stellen in Rührung zu geraten oder in Tränen auszubrechen. Beispielsweise, wenn er eine Laudatio für eine bekannte Persönlichkeit halte. Der Berater forscht nach, wann dies zum ersten Mal passiert sei. Das liege mehr als 15 Jahre zurück, es sei in einem Kinofilm gewesen. In dem Film wurde ein Mann von seinem Dorf auf Händen getragen, weil er ein Waisenkind aus dem Fluss gerettet hatte und anschließend dafür sorgte, dass ein Waisenheim gebaut wurde. »In so einer Schnulze breche ich in Tränen aus, das ist doch total peinlich«, meint der Mann. Der Berater fragt daraufhin, was der Film-Mann erlebe, als er auf Händen getragen wird. Mit der Antwort rollen Tränen aus den Augen des Klienten: »Dass er geliebt wird.«

Der Mann erzählt nun davon, dass sein Sohn und seine Frau sich von ihm abwenden, weil er unnahbar sei und immer Wichtigeres zu tun habe. Die Identität, mit der er identifiziert ist, wird im Laufe der Beratung als ›Kontrollierter‹ bezeichnet, die psychische Störung stammt von einem ›Berührten‹. In die Therapie kommt der ›Kontrollierte‹, dem die Tränen peinlich sind und der die Rührung ›in den Griff‹ bekommen möchte. Es leuchtet ein, dass dieser Kontrollierte die Frage »Was tun?« schlicht und einfach mit der Aufforderung »Reiß dich zusammen und heule nicht« beantworten würde. Das zeigt sich, als der Mann zu weinen beginnt. Sofort sagt er nämlich: »Sehen Sie, schon wieder der falsche Zeitpunkt für Tränen.« Der Berater fragt, wann denn der richtige Zeitpunkt dafür sei. Der Kontrollierte schweigt, was wahrscheinlich so viel bedeutet wie ›keine Ahnung‹. Nun wendet sich der Berater dem ›Berührten‹ zu und stellt ihm die Frage, ob die Tränen für ihn ›peinlich‹ seien. Dieser antwortet: »Keineswegs, im Gegenteil, das ist doch menschlich.«

Der Kontrollierte kann nichts anderes als kontrollieren, aber der Berührte kann sich etwas erlauben, nämlich seine Gefühle zu zeigen und das darin enthaltene Bedürfnis nach Liebe. Es ist also völlig sinnlos, sich der Frage »Was soll ich tun, was soll ich lassen« zuzuwenden, solange diese Frage von der Problemidentität gestellt wird. Eine Antwort, die zur Lösung beiträgt, kann nur die Lösungsidentität geben, also diejenige Identität, zu der bisher Nicht-Ich gesagt wird und die einen Weg sucht, am Leben des Klienten teilzuhaben. Fragt man diesen ›Berührten‹, was zu tun sei, dann weiß dieser das Richtige, und zwar ganz ohne jeden Ratschlag von außen. Er antwortet in diesem Fall: »Wende dich den Menschen zu, die dich mögen, deiner Frau, deinem Sohn, zeige ihnen deine Einsamkeit, zeige ihnen, was sie dir bedeuten, und auch, was dich stört.« Man kann mit einiger Sicherheit prognostizieren, dass sich die Störung, die ja darin besteht, von Gefühlen überwältigt zu werden, auflösen wird, sobald der Mann das tut, was ihm die Lösungsidentität nahelegt.

Ratschläge kann man kiloweise umsonst erhalten, aus Zeitschriften, von Freunden, von Beratern oder Psychologen. Sie nutzen nichts, solange niemand da ist, der sie befolgen könnte. Erst wenn jemand anfängt, zum Nicht-Ich auch Ich zu sagen, nimmt er eine Identität ein, die ihm ein anderes Verhalten erlaubt. Diese andere Identität ist allerdings nicht auf irgendwelche Ratschläge angewiesen, sie weiß selbst am besten, was zu tun ist. Sie hat die Lösung.

Problem- und Lösungsfiguren

Nun habe ich den Begriff der Identität erweitert, und zwar um die Begriffe *Problemidentität* und *Lösungsidentität*. Mit diesen Begriffen werden die jeweilige Identifikation und deren Störung beschrieben.

In Therapie und Beratung lässt sich mit Identitäten so umgehen, als ob es sich dabei um eigenständige Personen handelt. Wenn man der jeweiligen Identität einen Namen verleiht und ihre Merkmale beschreibt, wird sie erlebbar. Dazu spricht man nicht von Herrn Mayer oder Frau Müller, sondern von dem ›Kontrollierten‹ versus dem ›Berührten‹ oder von der ›Angepassten‹ versus der ›Eigenständigen‹. Der Therapeut kann mit diesen ›Figuren‹ Kontakt aufnehmen, sie befragen, mit ihnen sprechen oder sie in Aktion treten lassen. Faszinierend an diesen Identitäten ist, dass sie, obwohl sie in der gleichen Psyche auftauchen, wenig bis nichts miteinander zu tun haben. Sie leben in eigenen Welten, sie vertreten ganz unterschiedliche Sinn- und Verhaltenssysteme, ganz unterschiedliche Meinungen, Überzeugungen und Absichten, ganz so, als ob es sich dabei tatsächlich um zwei unterschiedliche Menschen handeln würde.

Aus ihrer je eigenen Lebenswelt *deuten* sie die gleichen Ereignisse verschieden und gelangen zu verschiedenen Konsequenzen. In dem letzten Beispiel bedeuten Tränen für den ›Kontrollierten‹ große Peinlichkeit, er versucht sie zu unterdrücken. Für den ›Berührten‹ bedeuten sie Ausdruck von Liebesgefühlen, er lässt sie ungehemmt fließen. Bleibt der ›Kontrollierte‹ dominant, wird sich das Problem verschlimmern, wird der ›Berührte‹ berücksichtigt, wird es sich auflösen. Aber nicht, weil man als ›ganzer Mensch‹ seine Gefühle zeigen sollte oder weil ein kontrollierter Mensch keine ›vollständige Persönlichkeit‹ habe, sondern weil dieses Problem das ganz konkrete Problem eines ganz bestimmten Menschen in einer ganz bestimmten Lebenslage ist, das wie alle Probleme auf seine eigene Lösung hinweist. Vergleiche mit dem ›ganzen Menschen‹ oder mit sonstigen Konstrukten sind überflüssig. Es genügt völlig, die agierenden Problem- und die Lösungsidentitäten zu entdecken und zu erforschen, dann trifft man auf die Lösung.

Die Begriffe ›Identitäten‹ wirken im unmittelbaren Kontakt mit Klienten etwas holprig. Deshalb spreche ich dort von ›Figuren‹, von *Problem- und Lösungsfiguren*. Durch ihre Benennung werden sie zu Menschen, die sich nicht nur durch ihre Aussagen, Gefühle und Gedanken, sondern auch durch ihre Bewegungen, Gesten, Körperhaltungen, Stimmlagen etc. unterscheiden. *Figuren stellen quasi personifizierte psychische Subsysteme dar.* Sie tragen Namen und lassen sich ansprechen, sie äußern ihre Überzeugungen und Gedanken, zeigen ihre Gefühle und ihr Verhalten. Sie beinhalten alles, was zu einer Identität gehört.

Der Lösungsansatz kommt zur Therapie, nicht der Kranke

Herr Müller kommt in die Therapie, weil er unter der Angst leidet, sein Haus zu verlassen. Nun kann man mit dem Menschen Herrn Müller arbeiten, ihn diagnostizieren und behandeln. Üblicherweise wird diagnostiziert, dass Herr Müller unter Agoraphobie leidet, er soll sein Leiden in den Griff bekommen und seine Ängste kontrollieren.

Die Frage ist allerdings, wer eigentlich in die Therapie gekommen ist. Der Ängstliche jedenfalls nicht, denn der verlässt das Haus nicht. Es ist ein Mutiger gekommen, jemand, der trotz seiner Schwierigkeiten aus dem Haus geht und der am Leben teilhaben will. Das wird klar, wenn man nicht von Menschen, sondern von Subsystemen ausgeht. Dann erforscht man, welches Problem der ängstliche Herr Müller mit seiner Weigerung, aus dem Haus zu gehen, löst und was der mutige Herr Müller in seinem Leben umsetzen will. Und überlässt die Entscheidung, wozu Herr Müller am Ende der Therapie ›Ich‹ sagt, ihm.

Man kann Problem- und Lösungsfiguren durch einfache Fragen voneinander unterscheiden. Eine Frage, die auf die Problemfigur hinweist, lautet:»Wer bekommt das Problem?«. Im Beispiel oben liegt auf der Hand, dass der ›Kontrollierte‹ ein Problem bekommt, weil er Tränen nicht kontrollieren kann. Man kann auch fragen:»Wer hält das Problem aufrecht?« Es ist ebenfalls der ›Kontrollierte‹, weil er dem ›Berührten‹ keinen Platz einräumt. Die Fragen »Wer stört?« oder »Wer verändert die Lage?« zielen auf die Lösungsfigur ab. Sie ist der ›Berührte‹.

Um ein psychisches Problem zu lösen, genügt es, sich mit den daran beteiligten Figuren zu befassen. Dazu muss man keineswegs zwingend in die Persönlichkeitsstruktur oder in die Kindheit einsteigen, diese mit Fragebogen erfassen, man muss weder zwingend aufwendige Diagnosen stellen noch elegante Therapieziele formulieren. Man kann sich stattdessen ausgiebig damit befassen, wer jemand (bezogen auf sein Problem) offenbar ist und welches Problem er auf diese Weise lösen möchte. Dann wird aus einem Schläger jemand, der um Selbstbewusstsein oder Anerkennung kämpft. Aus einem Trinker wird jemand, der sich von Belastungen ablenkt und gute Gefühle verschafft. Aus einem treulosen Fremdgeher wird jemand, der Lebendigkeit sucht.

Probleme durch die Selbstbeschreibung

Eine Ärztin soll auf der Intensivstation einen Teil ihrer Facharzt-
ausbildung absolvieren. Sie sagt: »Ich will das nicht, das traue ich
mir nicht zu«, und geht auf eine andere Station.
Ein Arzt befindet sich in der gleichen Situation, er schaut sich die Sache an (20 Patienten pro Nacht, er allein zuständig und unerfahren),
aber er sagt: »Das wird schwer, aber das schaffe ich.« In der Tat ist
die Arbeit hart, aber der Mann hält durch. Nach einigen Monaten geschieht etwas Unerwartetes. Der Arzt entwickelt Panikanfälle, er
schläft schlecht und träumt wild, er bekommt Schweißausbrüche
und Schwindelanfälle auf dem Weg zur Arbeit und wird von Ver-
sagensängsten gequält. Er möchte beweisen, dass er es kann, dass
er gut und stark ist. Seine Selbstbeschreibung verschafft ihm ein Problem. Wer geht in der Entwicklung unter, und wer steht darin auf?
Unter geht jemand, der sich überschätzt, es steht jemand auf, der
Grenzen zieht.

In der Erforschung der am Problem beteiligten Identitäten wird
nach und nach deutlich, von wem das Problem aufrechterhalten
und von wem es gelöst werden kann. Auf diese Weise wird ein
Klient auf dem – oft schwierigen und langwierigen – Weg zu einer neuen Selbstbeschreibung begleitet. Am Ziel angekommen,
also an der neuen Selbstbeschreibung, der neuen Identität, stellt
der Klient fest, wer er zukünftig sein will. Er trifft seine Wahl
aufgrund der gewonnenen Erkenntnisse, und es ist *seine* Wahl,
eine ganz individuelle Lösung.

Die Lösung hat sich nicht aus der Was-Frage ergeben, vielmehr
zeigt die Wer-Frage auf die Lösung. Wer will ich sein, und was
tue ich als dieser?

Um Missverständnissen vorzubeugen, möchte ich betonen, dass die gefundene Lösung keine generelle Lösung für alle Lebenslagen darstellt und dass die gewählte Identität nicht auf alle Lebensbereiche angewendet werden kann. Die Lösung ist auf das jeweilige Problem zugeschnitten. Darüber hinaus gilt es festzustellen, dass es sich bei der Wahl einer neuen Identität keineswegs um eine freie Wahl handelt. Man kann dem Klienten nicht sagen: Du hast die Wahl, entscheide dich. Der Klient hat keine Wahl gegen die Störung, die einzige Wahl, die er hat, besteht darin, die Störung zu berücksichtigen oder sie unberücksichtigt zu lassen. Berücksichtigt jemand seine Störung, geht er ›als ein anderer‹ weiter. Berücksichtigt er sie nicht, bleibt er der Gleiche, hält das Problem aufrecht und leidet weiter an Störungen, bis sich eines Tages etwas anderes ergibt.

Eine freie Wahl bezüglich der Lösungsidentität gibt es nicht. Die Lösung funktioniert nicht im Sinne von ›Jetzt überlege ich mal, wer ich zukünftig sein will‹. Der Gesunde, der bei einem Unfall beide Beine verloren hat, wird nicht durch Willenskraft wieder zum Unversehrten. Seine Lösung muss beinhalten, dass er jetzt versehrt ist. Wenn er sich aber hinter den körperlich Versehrten stellt, der er geworden ist, dann ergeben sich für ihn passende Möglichkeiten, als dieser ein gutes Leben zu führen.

Problemformen

Der Fokus der Psychotherapie der Identitäten liegt auf den allgemein psychischen Problemen, die das Leben in einer individualisierten Gesellschaft mit sich bringt, also auf jenen Problemen im Graubereich psychischer Störungen, für deren Bewältigung weder komplizierte Persönlichkeitsmodelle noch aufwendige Diagnostik noch strukturierte Behandlungen notwendig erscheinen. In diesem Graubereich genügt eine konfliktorientierte Beschreibung der Vorgänge, eine Beschreibung, die Probleme anhand psychischer Subsysteme bzw. Identitäten erklärt und die Lösungen als dem Problem innewohnend erachtet.

Schauen wir uns häufige Problemformen aus dem Graubereich psychischer Störungen, mit denen Therapeuten heute konfrontiert sind, unter dem Aspekt der Identität an.

Angriffe auf eine bestehende Identität

Der häufigste Fall psychischer Störungen besteht wohl darin, dass eine bestehende Identität durch bestimmte äußere oder innere Ereignisse angegriffen wird. Zu inneren Ereignissen gehören beispielsweise die Bedürfnislage, die Lebensträume, die Sehnsüchte, die Begehrensstruktur, die sexuellen Vorlieben und die Gefühlswelt. Zu den äußeren Ereignissen gehören beispielsweise Beziehungen und soziale Umstände. Von hier, den inneren Ereignissen, oder von dort, den äußeren Umständen, kann die Identität angegriffen werden. Man beschreibt sich beispielsweise als Gesunden und erleidet eine chronische Krankheit. Oder man hält sich für jemand Mutigen, erlebt aber unerklärliche Angstattacken. Oder man verliert seinen Arbeitsplatz oder sein Erspartes durch finanzielle Spekulationen. Oder man wird vom Partner verlassen. Die Betroffenen sprechen dann oft davon, den Boden unter den Füßen zu verlieren. Ist der Angriff auf die Identität massiv, fürchten die Betroffenen ›unterzugehen‹. Dementsprechend versuchen sie alles ihnen Mögliche, den Angriff vonseiten des Nicht-Ich abzuwehren. Das ist verständlich, weil mit einer bestehenden Identität die gewohnte Verhaltenssicherheit verloren geht. Dann ist es nötig, eine andere Identität aufzubauen und so wieder Halt zu erlangen.

Identitäts-Wechsel

Ein anderer Fall psychischer Störungen entsteht, wenn man durch innere oder äußere Umstände in eine andere Identität geworfen wird. Beispielsweise durch ein plötzliches Ereignis wie einen Unfall oder eine unerwartete Veränderung des eigenen Zustands. Solch eine Veränderung wird meist durch negativ empfundene Ereignisse ausgelöst, kann aber auch durch das Gegenteil eintreten. Etwa durch unerwarteten Reichtum oder eine Beförderung oder einen plötzlichen Ruhm. Die Ereignisse lassen den Betroffenen zu ›einem anderen‹ werden, sie verwandeln ihn so schnell, dass die Verbindung zu demjenigen, als den er sich bisher erlebt hat, dünn wird oder verloren geht. Betroffene sagen dann ›Ich erkenne mich nicht wieder‹. Aus dem Friedlichen ist ein Aggressiver geworden. Aus dem Lebensfrohen ein Niedergeschlagener. Aus dem Altruistischen ein Egoistischer. Oder umgekehrt. Wie auch immer, man ist sozusagen über die Grenze geworfen und nun sich selbst fremd. Man sagt Dinge wie ›Das bin nicht ich‹. Die Aussage stimmt, es ist Nicht-Ich, zu dem man so plötzlich nicht Ich sagen kann. Dann scheint es nötig, eine gangbare Brücke zwischen den Identitäten zu bauen.

Labile Identitäten

Eine andere Möglichkeit psychischer Probleme besteht darin, keine genügend feste Identität aufgebaut zu haben. Man spricht von Ich-schwachen Menschen mit einem wenig ausgeprägten Selbstempfinden, die sich nicht eindeutig beschreiben und nur unzureichend von anderen abgrenzen können. Dementsprechend schwer fällt es ihnen, Verhaltensentscheidungen zu tref-

fen oder zu getroffenen Entscheidungen zu stehen; anderen
Menschen fällt es schwer, den Betreffenden Entscheidungen zu-
zurechnen und ihnen zu vertrauen, weil sie zu wenig verlässliches Verhalten zeigen. Hier geht es darum, die vorhandene
Selbstbeschreibung ebenso zu stärken wie die Bereitschaft, Konflikte mit anderen zu bestehen.

Pendeln zwischen Identitäten

Eine weitere Problemvariante besteht darin, zwischen Identitäten hin und her zu schwanken, ohne sich mit einer Selbstvorstellung dauerhaft identifizieren zu können. Man kann sich
nicht recht greifen, weiß nicht, wer man ›wirklich‹ ist, und läuft
Gefahr, sein Fähnchen nach dem Wind zu drehen. Je nachdem,
welche Erwartungen man anderen unterstellt, richtet man sich
danach. Hier gilt es, sich erkennbar zu beschreiben und im Kontakt mit anderen zu sich zu stehen.

Probleme mit Anderen

Probleme mit anderen unterscheiden sich im Grunde nicht von
Problemen mit sich selbst. In jedem Fall hat man es mit psychischen Subsystemen zu tun. Denn auch im anderen begegnet man
nur scheinbar dem ›ganzen Menschen‹. Für die Therapie ist es
daher unerheblich, ob ein psychisches Subsystem von innen
oder von außen auf die bestehende Identität einwirkt, ob man
also Probleme mit einer inneren oder äußeren Person bekommt.
Die Konflikt- und Lösungsmechanismen sind ähnlich. Wer beispielsweise zum ›Aggressiven‹ wird und innen keine andere Figur findet, die ihn zurückhält, der wird außen auf solche Figuren

treffen, in Gestalt anderer Menschen, die ihn festhalten, anklagen, verurteilen oder einsperren.

Es ließen sich sicherlich sehr viel differenziertere Störungsbeschreibungen entwerfen, doch das würde den Rahmen dieses Buches sprengen. Unabhängig davon geht es in allen Fällen darum, ›ein anderer‹ zu werden, jemand, der sich selbst anders beschreibt und der von anderen Menschen anders beschrieben wird. Dieser ›andere‹ ist die Lösung.

Aus einer solchen Identitätssicht und Konfliktorientierung entstehen übrigens oft nicht-therapeutische Lösungen. Auf die möchte ich noch kurz eingehen.

Nicht-therapeutische Lösungen

Wenn man die Was-Frage stellt, landet man schnell bei Anforderungen. Was muss derjenige tun, lernen, entwickeln, um mit der Situation klarzukommen? Welche Defizite muss er ausräumen, welche Fähigkeiten ausbauen? Bestimmt der Betreffende hingegen, *wer* er sein will, dann knüpft er an vorhandene Ressourcen an und findet oftmals nicht-therapeutische Lösungen.

Diese Lösungen liegen häufig abseits von Heilungsvorstellungen, die sich ja erst aus Persönlichkeitsmodellen ergeben. Der Begriff der Heilung ist aus der Medizin entlehnt, wo er eine Art Wiederherstellung des vorherigen Zustands beschreibt. Man heilt eine Erkältung oder eine Wunde, und danach ist alles wie zuvor. Diese Heilungsvorstellung lässt sich nicht auf die Psyche übertragen. Dort steht nicht wie beim Körper der Erhalt des Systems im Vordergrund, es geht vielmehr um Veränderungen, um die Frage, ob man als ›ein anderer‹ besser weiterkommt, als ein anderer, der dann auch andere Daseinsmöglichkeiten für sich entdeckt.

... es geht [in der Psychotherapie] nicht so sehr um die an irgendeiner Normativität orientierte Beseitigung von ›Störungen‹, sondern um existenzielle Fragen: um die Bestimmung von Unbestimmbarem, um die Entscheidung von Unentscheidbarem. Die Möglichkeit und Verantwortung dafür hat letztlich immer der Patient, der Produzent des Leidensdrucks, der die Therapie initiiert hat. Der Psychotherapeut verfügt in diesem Prozess über keine Macht, aber er kann dem Patienten helfen, das Unbestimmbare *für sich* zu bestimmen.[91]

Psychotherapeuten können, wenn sie unabhängig von Modellen arbeiten, die vielfältigen Seinsmöglichkeiten akzeptieren, die eine individualisierte Welt zur Verfügung stellt und die Lösung ihren Klienten überlassen. Einige dieser Lösungen möchte ich im Folgenden schildern.

Das erste Beispiel nicht-therapeutischer Lösungen ist ein sehr extremes. Es handelt sich um eine Frau mit einer schrecklichen Vergangenheit. Als Kind wurde sie von den Eltern in einen Müllcontainer abgelegt und dort gefunden. Sie wuchs im Heim auf, wo sie später vom Hausmeister missbraucht wurde. Als Nächstes gelangte sie in eine Pflegefamilie, wo ihr das Gleiche vom Pflegevater widerfuhr. Mit 16 Jahren floh sie von dort, landete auf dem Strich und nahm Drogen. Mehrmals gelangte sie an den Rand des Todes, bis sie als 30-Jährige eine Therapeutin in Anspruch nahm. Man kann sich leicht denken, dass an eine ›Heilung‹ nicht zu denken war, ihr würde kein normales Leben offenstehen, zu sehr war sie von den Ereignissen geprägt. Gott sei Dank konnte sie die Defizitsicht auf ihr Leben in eine Ressourcensicht verwandeln. Sie hatte unvorstellbare Dinge überlebt, sie hatte trotz aller Grausamkeiten durchgehalten, sie hatte in die Abgründe der menschlichen Seele geschaut. Sie verfügte also über große Kraft. Im Bewusstsein dieser Fähigkeiten entschloss sie sich, Heilerin zu werden und Menschen zu betreuen, die ebenfalls von einem schweren Schicksal betroffen waren. Die Heilerin war die Lösung. Um diese Lösung zu entdecken, brauchte es weder Diagnosen noch Behandlungspläne, dazu war vielmehr eine liebevolle und ergebnisoffene Begleitung vonseiten der Therapeutin nötig.

Das zweite Beispiel nicht-therapeutischer Lösungen liefert ein Paar. Die beiden waren seit etlichen Jahren zusammen, aber sie wohnten erst seit einem Jahr in einer gemeinsamen Wohnung. Seither stritten sie oft und so heftig, dass die Beziehung auf dem Spiel stand. Ganz offensichtlich hatten die beiden Probleme mit der Nähe-Distanz-Regulierung, wie es in der Therapeutensprache heißt. Eine Was-Lösung bestünde nun darin, die Fähigkeit zu entwickeln, in der Nähe zum Partner ›Ich selbst‹ zu bleiben. Man mag sich nicht ausdenken, wie viele Sitzungen nötig wären, dieses Ziel auch nur andeutungsweise zu erreichen. Die beiden verzichteten jedoch auf Therapie, sie fanden in einer Beratung eine andere Lösung. Diese ergab sich aus der Frage: Wer will ich meinem Partner gegenüber sein? Die Antwort lautete: ein unabhängiger Mensch mit einem eigenen Tagesrhythmus, mit eigenen Vorstellungen bezüglich Sauberkeit und Wohnungseinrichtung etc. Als diese ›Unabhängigen‹ lösten sie nicht die Beziehung, aber die gemeinsame Wohnung auf. Sie blieben zusammen, wohnten aber getrennt. Damit hatten sie ihr Problem gelöst. Dies war sicher keine therapeutische Lösung, aber sie entsprach den beiden.

Beim dritten Beispiel nicht-therapeutischer Lösungen handelt sich um einen 62-jährigen Mann, der wegen gelegentlicher cholerischer Anfälle eine Beratung in Anspruch nahm. Er wollte diese Anfälle loswerden und glaubte, dazu seine Kindheit bearbeiten zu müssen. Der Berater fragte ihn, in welchen Situationen diese Anfälle auftauchen und seit wann. Der Mann berichtete, seit er sich erinnern könne, würde er ab und zu ausflippen, und das immer der Partnerin gegenüber, gerade der Frau, die er liebe. Seine Frau habe ihn deswegen verlassen, und er fürchte, seine jetzige Partnerin ebenso zu verlieren. Eine therapeutische Behandlung dieses Verhaltens würde sicher lange dauern, wenn sie überhaupt zu einem Erfolg führt. Der Berater schlug vor, die Partnerin mitzubringen. Diese fühlte sich von den Anfällen bedroht und fing dann an, sich zu wehren und selbst herumzuschreien. Sie wisse, dass sie auf diese Weise Öl ins Feuer gieße, aber ihr falle nichts anderes ein. Der Berater will nun wissen, was sie täte, wenn ›die Macke‹ ihres Partners nicht zu beheben wäre, weder mit Medikamenten noch mit Therapie, und wenn sie dennoch mit ihm zusammenbleiben möchte. Die Frau dachte eine Weile nach. Dann sagte sie: »Wenn es kein Mittel dagegen gäbe, würde ich mich abwenden und rausgehen, ihn erst am nächsten Tag wieder sehen. Am nächsten Tag ist er ja immer wieder ruhig.« Der Mann stimmte zu, damit könne er umgehen. So machten die beiden es dann. Nach einiger Zeit erfuhr der Berater, dass sie beide zufrieden mit dieser Lösung waren.

Ein letztes Beispiel liefert eine Frau, die sich in einen verheirateten Mann verliebt hat. Sie ist seit zwei Jahren mit ihm zusammen und wünscht sich ein Kind. Der Mann ist einverstanden, macht aber klar, dass er seine Ehefrau nicht verlassen wird. Die Frau entscheidet sich für das Kind, dafür, ›Mutter‹ zu sein. Sie sagt: »Ehefrau will ich nicht werden, und einen Mann brauche ich nicht zu Hause.« Für sie ist die Sache klar, aber man kann sich vorstellen, was die meisten Therapeuten von ihrer Lösung halten würden. Natürlich kann ihre Lösung zu neuen Problemen führen, aber das träfe auch zu, wenn der Mann seine Ehefrau verlassen würde und zu ihr käme oder wenn sie auf das Kind verzichten würde. Die Lösung von heute kann das Problem von morgen sein, das dann wiederum eine andere Lösung verlangt. So ist das Leben, zumindest das Leben in einer individualisierten Gesellschaft.

Es ließen sich endlose nicht-therapeutische Lösungen aufzählen, denn Gott sei Dank lösen die meisten Menschen ihre Probleme ohne Wegweisung, auch wenn Psychotherapeuten die halbe Bevölkerung für behandlungsbedürftig erklären. Die geschilderten nicht-therapeutischen Lösungen haben etwas gemeinsam. Sie knüpfen an den vorhandenen Ressourcen der Betreffenden an, an der Lösungsidentität, sie brauchen keine therapeutischen Ideale und Vorgaben. Erst recht keine Vorgaben einer Richtlinientherapie, die Störungstheorien verlangt und Behandlungsziele definiert.

Diese Richtlinientherapie und ihre Abwege habe ich kritisch beschrieben. Da taucht natürlich die Frage nach den Alternativen auf. Die Alternative kann natürlich nicht darin bestehen, Menschen mit psychischen Problemen sich selbst zu überlassen. Vielmehr muss sie dazu führen, dass aus der Richtlinientherapie wieder eine Begleitung durch psychisch schwierige Phasen hinweg werden kann. Werfen wir einen Blick in diese Richtung.

Alternativen zur Richtlinienpsychotherapie

Die Richtlinienpsychotherapie existiert nicht, weil Politiker die Menschen gern quälen. Die Politik hat sich des Problems zunehmender psychischer Störungen angenommen, weil sie von gesellschaftlichen Gruppen dazu aufgefordert wurde. Zu diesen Gruppen gehören neben den Betroffenen selbst die anderen Interessengruppen, u. a. die ambulanten Behandler, die Berufsverbände, die Kliniken, die Pharmaindustrie. Die Lösung, die die Politik gefunden hat, schließt jedoch wie so oft in der Staatsform der Demokratie eine Gruppe aus: die Betroffenen selbst. Der Psychoanalytiker Wolfgang Pirlet schreibt:

Der Ursprung dieser Kontrolle [der Verlaufskontrolle] ist … Misstrauen. [Es wird] dem/der Patient/in nicht mehr zugetraut, dass er/sie selbst beurteilen könnte, ob eine Psychotherapie gut oder schlecht verläuft – und hier wird er/sie entmündigt.[92]

In solcher Entmündigung des Patienten sehe ich den Kern des Problems. Diese Entmündigung bezieht sich nicht nur auf die Verlaufskontrolle einer Psychotherapie, sondern auch darauf, ob und wie sie überhaupt zur Anwendung kommt. Ebenso auf die Methodenwahl, schließlich sind hierzulande nur drei psychotherapeutische Methoden zugelassen, und welche das sind, das haben sogenannte Fachleute unter sich ausgemacht. Die Entmündigung bezieht sich auch auf die limitierte Anzahl der Sitzungen. Sie bezieht sich auch auf den Inhalt der Sitzungen, den Ort der Sitzungen, die Dauer einer einzelnen Sitzung und so weiter und so fort.

Will man sich ein Bild dieser Situation machen, dann bietet sich dieses an: Per Gesetz hat der Patient Geld in einen großen Topf namens Gesundheitssystem zu werfen. Dann muss er zurücktreten und zusehen, wie sogenannte Interessenvertreter den Topf auf einen großen Tisch leeren und sich anschließend um die Anteile am Geschäft streiten. Der Betroffene, der die ganze Veranstaltung bezahlt, hat buchstäblich nichts mehr zu melden.

Was eine solche Entmündigung anrichtet, lässt sich am Medizinsystem aufzeigen. Dort ist der Kranke längst zur Ziffer geworden, mittlerweile sogar zum Objekt privatwirtschaftlicher

Profitmaximierung. Da die Psychotherapie wie die Medizin behandelt wird, geht sie einen vergleichbaren Weg. Wie in der Medizin wird es zu Gewinnvorgaben, Bonusverträgen mit Chefärzten und möglichst Profit versprechenden Eingangsdiagnosen kommen. Wie in der Medizin wird es zu unnötigen Behandlungen, zu weiter zunehmender Medikamentenverordnung und zu operativen Eingriffen kommen. Wie in der Medizin wird der Patient funktionalisiert werden. Was ihm am Ende bleibt, ist – auch nur für den Fall einer Fehlbehandlung – der Rechtsweg. Wie eng und steinig dieser Weg ist, davon können Zehntausende Medizinopfer ein Lied singen.

Gegen diese Art der Entmündigung hilft nur Selbstverantwortung. Der Prozess muss in die Hände der Betroffenen gelegt werden. Das wäre möglich, indem man im ICD eine beliebige Ziffer, beispielsweise die Ziffer 0, schafft, eine Ziffer für den Graubereich psychischer Störungen, bei der auf Diagnosen, Gutachten und Behandlungsvorgaben verzichtet wird und mit der ein Klient nicht als krank bezeichnet wird.

Im Abschnitt über die von mir so bezeichnete ›Psychotherapie der Identitäten‹ habe ich den Konfliktcharakter psychischer Probleme beschrieben. Dieser gilt in den meisten Fällen psychischer Störungen, unabhängig davon, wie kompliziert, aufgebläht oder verbrämt die jeweilige Methode sich präsentiert. Der Klient im psychischen Graubereich ist nicht krank. Er sollte die Hoheit über den therapeutischen Prozess für sich beanspruchen.

Das bedeutet aber auch, dass er an den Kosten der Psychotherapie beteiligt werden müsste. Einerseits hat er dann selbst ein Interesse daran, seine Begleiter und seine Begleitung zu kontrollieren. Andererseits lassen sich so die Kosten begrenzen.

Österreich hat einen anderen als den deutschen Weg gewählt. Hier besteht eine weitaus größere Freiheit im System. Wie erwähnt, sind dort 22 (!) verschiedene Psychotherapiemethoden zugelassen. Jeder Therapeut legt sein Honorar selbst fest. Dafür gewährt der Staat keine unbegrenzte Kostenübernahme, sondern eine Zuzahlung zur Behandlung. Diese ließe sich natürlich sozial staffeln und für Fälle, die eindeutig im Schwarzbereich liegen, auf 100 % der Kosten festlegen.

Ein derart offener, kaum reglementierter Weg böte auch den Methoden, die ohne Diagnosen und Richtlinien auskommen, beispielsweise der systemischen Psychotherapie und anderen nicht defizit-, sondern ziel- und ressourcenorientierten Methoden, die Möglichkeit, sich auf ihre eigene Art weiterzuentwickeln, anstatt sich an die fragwürdigen Vorgaben des Psychotherapiegesetzes anpassen zu müssen.

> Vor allem aber stünden wieder Menschen und deren Sinnfragen im Fokus einer Therapie und nicht Symptome und Behandlungsschemata und Marktmechanismen.

Wie auch immer eine Lösung hierzulande aussähe, sie müsste die Eroberung des Graubereichs durch die Richtlinientherapie stoppen und rückgängig machen. Es kann nicht in unserem Interesse liegen, ganz normale psychische Störungen mit Krankheitswert zu versehen und den Aufstand der Psychen gegen fragwürdige gesellschaftliche Entwicklungen mit therapeutischen Mitteln zu unterbinden.

PSYCHOTHERAPIE IST EINE KUNST
DES VERSTEHENS

**Ein Gespräch mit Prof. Dr. Giovanni Maio, Arzt und
Philosoph, Inhaber des Lehrstuhls für Medizinethik
an der Albert-Ludwigs-Universität Freiburg**

*Herr Prof. Maio, Sie beschreiben einen Prozess der Ökonomisie-
rung der Psychotherapie. Seit wann sehen Sie diesen Prozess in
Gang, und worin sehen Sie die Ursachen hierfür? Was genau
sind die Merkmale dieses Vorgangs?*

Der Prozess ist schon seit den 90er-Jahren sichtbar; er hat
aber gerade in den letzten Jahren deutlich zugenommen. Eine
Ursache liegt zwar im Psychotherapeutengesetz, wodurch die
Übernahme der Psychotherapie von der Krankenkasse an die
Nachweisbarkeit der Effektivität geknüpft wurde. Eine andere
Ursache liegt aber in der gegenwärtig sich vollziehenden Ökonomisierung weiter Teile der Gesellschaft, angefangen vom Bil-
dungssystem über das Sozialsystem bis hin zur Medizin und
der Psychotherapie. Wir haben es gegenwärtig mit einer Art
Gleichschaltung des Denkens zu tun, weil alle Bereiche scha-
blonenhaft nach den Gesetzen des Marktes organisiert werden sollen.

*Welche Rolle spielen das Psychotherapeutengesetz und die
Kostenübernahme durch die Kassen im Prozess der Ökonomisierung?*

Das Gesetz spielt eine große Rolle, aber ohne den gegenwärtigen Trend zur Quantifizierung und Standardisierung weiter Bereiche der Gesellschaft hätte das Gesetz nicht diese Auswirkungen gehabt.

Sie sprechen von Modularisierung und Standardisierung. Können Sie hierzu praktische, nachvollziehbare Beispiele geben? Was wird jetzt von Psychotherapeuten verlangt? Werden Behandlungsvorgaben gemacht, oder sind diese in Vorbereitung? Welche Standardisierungen sind bereits vollzogen oder in Vorbereitung?

Von Psychotherapeuten wird der Standard insofern verlangt, als sie zunehmend gezwungen werden, nach sogenannten Leitlinien oder Manualen zu behandeln, in denen die Behandlung vorgegeben wird. Schon die Etablierung einer Leitlinie für die Psychotherapie kann aber eine Verfremdung der Therapie bedeuten, wenn man nicht lernt, sich von der Leitlinie auch distanzieren zu können. Dadurch, dass es sie aber gibt, werden Psychotherapeuten gezwungen, zweigleisig zu fahren. Sie wissen, dass der Kern der Psychotherapie die Beziehungsgestaltung ist, und gleichzeitig fügen sie sich drein, Formulare auszufüllen, die ihnen vorgegeben werden, in denen aber nicht die Beziehung dokumentiert wird – weil dies gar nicht geht –, sondern äußere Parameter, die für die Güte der Therapie nicht von Relevanz sind, aber zur Dokumentation notwendig.

Betrifft das alle zugelassenen Methoden oder bestimmte Methoden speziell?

Genau das ist ja das Problem, dass hier keinerlei Differenzierung stattfindet. So sind eben verhaltenstherapeutische Maßnahmen viel leichter zu quantifizieren und zu standardisieren, weil diese Standardisierung ja gerade zum Konzept der Verhaltenstherapie gehört. Bei psychoanalytischen Behandlungen stellt die Standardisierung ein Überstülpen eines komplett fremden Denkens dar.

Wie wirkt sich die Einhaltung von Qualitätsstandards auf die praktische Arbeit eines Psychotherapeuten aus? Wie ist ein praktisch arbeitender Psychotherapeut mit Prozessmanagementsystemen konfrontiert?

Er gerät unter den Druck der Nachweisbarkeit seines therapeutischen Erfolges; er unterliegt einer ständigen Rechtfertigungspflicht. Auf diese Weise wird der Therapeut gezwungen, auf die kurzfristigen Erfolge zu schielen und nur solche Erfolge anzupeilen, die auch messbar sind. Dieser Erfolgsdruck raubt dem Psychotherapeuten die Freiheit. Vor allem verlernt er, sich für eine nachhaltige Behandlung einzusetzen, und muss stattdessen auf Kurzfristigkeit setzen, was nicht immer im Interesse des Patienten sein kann.

Welche Rolle spielt die Wissenschaft, die ja wesentlich an der Erforschung, Objektivierung, Evidenzprüfung etc. beteiligt ist?

Das Problem der Wissenschaft liegt ja darin, dass sie ein System der Objektivierung darstellt. Wenn es aber um die Behandlung psychischen Leidens geht, können wir uns nicht auf die bloße Objektivität zurückziehen, weil die Lebensprobleme des Menschen nicht objektiv dokumentierbar sind, sondern eher lebensweltlich erspürt werden müssen. Die Psychotherapie braucht auch Wissen und somit Wissenschaft, aber sie ist keine bloße Wissenschaft. Sie ist eine Praxis der Sorge um den psychisch kranken Menschen. Daher ist sie mehr als Wissenschaft.

Wie beurteilen Sie die Verengung auf nur drei, in Zukunft wahr-scheinlich auf eine zugelassene Behandlungsmethode (wahr-scheinlich die Verhaltenstherapie)?

Diese Tendenz halte ich für unheilvoll. Das wird dazu führen, dass in Zukunft Schematismen eingebaut werden, die der Singu-larität, der Unverwechselbarkeit des Patienten zuwiderlaufen. Der gegenwärtige Trend ist von der Annahme getragen, dass sich das ganze Leben managen lässt; er geht von der Operationalisier-barkeit des gesamten Lebens aus, und wir vergessen nur zu leicht, dass jeder Mensch in seiner Welt auf seine Weise leidet, und diese Unverwechselbarkeit des Menschen darf in der heu-tigen Zeit der Ökonomisierung und Standardisierung nicht ge-opfert werden.

Welche Tendenzen zur Verschärfung des von Ihnen beschriebe-nen Trends deuten sich an? Womit können wir in Zukunft – wahrscheinlich – rechnen?

Wir müssen mit einer stärkeren Orientierung an evidenzbasier-ter Medizin rechnen; damit rechnen, dass nur solche Methoden bezahlt werden, bei denen man objektive Beweise ihrer Effek-tivität beibringen kann. Dabei wird man übersehen, dass der Erfolg der Psychotherapie nicht nach objektiven Kriterien ge-messen werden kann, sondern dass es der Kosmos Patient selbst ist, der sagen kann, ob er die Therapie als Hilfe empfand oder nicht. Hierfür gibt es und kann es keine Standards geben.

Was würde es praktisch bedeuten, der Psychotherapie die Frei-heit zu geben, die sie braucht, um sich ihrer eigentlichen Auf-gabe zuwenden zu können?

Psychotherapie zu betreiben bedeutet einer Profession nach-
zugehen. Die Profession Psychotherapie ruht nach meiner Auffassung auf den vier Säulen Wissen, Fertigkeit, Verstehen und
Kunst. Alle diese Säulen müssen in der Therapie zum Tragen
kommen. Gegenwärtig werden nur die ersten beiden Säulen unterstützt, zulasten der letzten beiden. Solange aber Psychotherapie sich als Hilfe für hilfsbedürftige Menschen versteht, muss
sie sich dazu bekennen, dass sie eine Disziplin des Verstehens ist
und dabei immer auch eine Kunst bleiben muss, die Kunst, die
nichts anderes bedeutet, dass es letzten Endes nicht nur des
Wissens und Könnens bedarf, sondern in gleicher Weise der Ahnung, der Erfahrung, der Intuition, ja gar des eigenen Berührt-
seins. Diese Aspekte der Psychotherapie dürfen in Zukunft nicht
abgeschafft werden, weil ohne diese Aspekte die Psychotherapie
eine modularisierte Betriebsanleitung wäre, aber keine Psychotherapie mehr.

ANMERKUNGEN

1 Prof. Dr. Giovanni Maio, Professor an der Albert-Ludwigs-Universität Freiburg und zuständig für Ethik und Geschichte der Medizin. *Verstehen nach Schemata und Vorgaben?* In: *Psychotherapeutenjournal* 2/2011.

2 Siehe hierzu bei coachingtv.net das Video »Peter Fuchs über Psychotherapie«.

3 Siehe hierzu von Peter Fuchs *Die Verwaltung der vagen Dinge*, Carl-Auer-Systeme Verlag, Heidelberg 2011, Seite 28; vgl. Paul Valéry, *Cahiers/Hefte 2*, Frankfurt 1988, S. 475.

4 Der Philosoph Paul Valéry meinte damit Magier, Priester und Dichter.

5 Holsboer, F. (2011): »Eine potentiell tödliche Krankheit«. Interview in Spiegel-Wissen 1-2011: 19–25, zitiert aus Arnold Retzer, *Miese Stimmung*, S. Fischer, Frankfurt 2012, Seite 249.

6 Fritz B. Simon in Peter Fuchs, *Die Verwaltung der vagen Dinge*, Carl-Auer-Systeme Verlag, Heidelberg 2011, Seite 10.

7 Siehe unter www.sachon-psychotherapie.de.

8 *Der Spiegel* 27/2012, Seite 73.

9 Siehe hierzu ausführlich http://www.bptk.de/fileadmin/user_upload/Publikationen/Psychotherapeutenjournale/2010/201002/420100616_entscheidungen-des-gba-02-2010.pdf sowie http://gwg-ev.org/cms/cms.php?textid=999.

10 Transsexualität: Geschlechtsidentitätsstörung. Sie liegt vor, wenn ein Mensch körperlich eindeutig dem männlichen oder weiblichen Geschlecht angehört, sich jedoch als Angehöriger des anderen Geschlechts empfindet und danach strebt, sich auch körperlich diesem Geschlecht so gut wie möglich anzunähern (Wikipedia).

11 Dave Rosenhan: On Being Sane in Insane Places. In: *Science* 179, 250-8.

12 Vortrag von Klaus Heer auf den Lindauer Psychotherapiewochen, 17. bis 29. April 2011.

13 Prof. Iver Hand in einem Interview mit dem Autor 2012.

14 Stavros Mentzos, *Lehrbuch der Psychodynamik*, Vandenhoeck & Ruprecht, Göttingen 2010, Seite 19.

15 Rainer Sachse, *Persönlichkeitsstörungen verstehen*, Psychiatrie-Verlag, Bonn 2010, Seite 21.

16 Stavros Mentzos, *Lehrbuch der Psychodynamik*, Vandenhoeck & Ruprecht, Göttingen 2010, Seite 85.

17 Rainer Sachse, *Persönlichkeitsstörungen verstehen*, Psychiatrie-Verlag Bonn 2010, Seite 24.

18 Peter Fuchs, *Die Verwaltung der vagen Dinge*, Carl-Auer-Systeme Verlag, Heidelberg 2011, Seite 30.

19 Zitiert aus Wikipedia unter: http://de.wikipedia.org/wiki/ Systemische_Therapie.

20 Siehe hierzu *Operationalisierte Psychodynamische Diagnostik OPD-2*, Verlag Hans Huber, 2006, Seite 359.

21 Prof. Dr. Giovanni Maio, *Verstehen nach Schemata und Vorgaben?* Pychotherapeutenjournal 2/2011.

22 Bernd Hontschik, Grenzen der evidenzbasierten Medizin, http://www.hontschik.de/chirurg/veroeffentlichungen/ 16-19%20from%20PP_04_08_Freigabe.pdf.

23 Psychotherapie und Sinn – zitiert aus dem Programm der Jubiläumstagung. *20 Jahre Arbeitsgemeinschaft für Verhaltensmodifikation e. V.* Sept. 2011 an der Otto-Friedrich-Universität Bamberg.

24 Sven Olaf Hoffmann, *Psychodynamische Therapie von Angst-störungen*, Schattauer, Stuttgart 2008, Seite 20.

25 Prof. Dr. Giovanni Maio, *Verstehen nach Schemata und Vorgaben?* aus dem Psychotherapeutenjournal 2/2011.

26 Prof. Iver Hand in einem Interview mit dem Autor 2012.

27 Prof. Iver Hand in einem Interview mit dem Autor 2012.

28 Prof. Dr. Giovanni Maio, *Verstehen nach Schemata und Vorgaben?* Pychotherapeutenjournal 2/2011.

29 http://www.faz.net/aktuell/beruf-chance/campus/ausbildung-psychotherapeuten-zum-billigtarif-11007041.html; vgl. auch Christina Hucklenbroich: Psychotherapie zum Billigtarif, *FAZ* online, 30. Juli 2010.

30 Bernd Hontschik in: www.bvvp.de/magazin/PP_04_08.pdf.

31 In aerzteblatt.de; vgl. Informationsdienst der Wissenschaft (idw) vom 8. 1. 2010: »Tiefe Hirnstimulation bei schwer depressiver Patientin erfolgreich«.

32 Der Chirurg Bernd Hontschik in : www.bvvp.de/magazin/ PP_04_08.pdf.

33 Aus dem *ZEIT*-Magazin 21 vom 16. 5. 2012.

34 Prof. Inver Hand in einem Interview mit dem Autor 2012.

35 Prof. Inver Hand in einem Interview mit dem Autor 2012.

36 Peter Fuchs, *Die Verwaltung der vagen Dinge*, Carl-Auer-Systeme Verlag, Heidelberg 2011, Seite 33.

37 Prof. Dr. Giovanni Maio, *Verstehen nach Schemata und Vorgaben?* Pychotherapeutenjournal 2/2011.

38 Klaus Heer am 18. 4. 2011 im Rahmen der 61. Lindauer Psycho-therapiewoche.

39 Zitiert aus dem *Stern* 16/2011.

40 Zitiert aus dem *Stern* 16/2011.

41 Zitiert aus einem Artikel in der Online-Ausgabe der *FAZ* von Christine Hucklenbroich (http://www.faz.net/aktuell/wissen/ medizin/psychiatrie-ein-handbuch-naehrt-hoffnungen-und-aengste-11808803.html).

42 Zitiert aus dem *Stern* 16/2011.

43 In einem Interview mit dem Autor.

44 Siehe *Der Spiegel* 6/2012, Seite 127.

45 Zitiert aus *Der Spiegel* 34/2011, Seite 38.

46 Zur Thematik Sexualität und Beziehungen siehe Michael Mary: *5 Lügen die Liebe betreffend*, Lübbe, Bergisch Gladbach 2002 und M. Mary: *5 Wege die Liebe zu leben,* Lübbe, Bergisch Gladbach 2008.

47 Zitiert aus einem Artikel von Dr. Galuska, erschienen in der *Main-Post* vom 12. 5. 2012.

48 Helm Stierlin, *Psychoanalyse, Familientherapie, systemische Therapie*, Stuttgart 2001, Seite 267.

49 Siehe hierzu Michael Mary: *Mythos Liebe*, Lübbe, Bergisch Gladbach 2004.

50 Der französische Philosoph und Freud-Kenner Michel Onfray in *Der Spiegel* 16/2011.

51 Der französische Philosoph und Freud-Kenner Michel Onfray in *Der Spiegel* 16/2011.

52 Der französische Philosoph und Freud-Kenner Michel Onfray in *Der Spiegel* 16/2011.

53 Neuausgabe 2012 im Nordholt-Verlag.

54 Im *Psychotherapeutenjournal* 3/2011, Seite 277.

55 Jährlicher Kongress analytisch orientierter Psychotherapeuten vom 17. bis 28. April 2011 in Lindau.

56 Zitiert aus der *Hamburger Morgenpost*, 17. 8. 2011.

57 Zu den unterschiedlichen Liebesformen siehe Michael Mary, *Lebt die Liebe die ihr habt*, Rowohlt, Hamburg 2008.

58 Michael Mary, *Fünf Lügen, die Liebe betreffend*. Hoffmann und Campe, Hamburg 2001.

59 Klaus Heer auf den Lindauer Psychotherapiewochen, 17. bis 29. April 2011.

60 Zitiert aus dem Vortrag von Klaus Heer auf den Lindauer Psychotherapiewochen, 17. bis 29. April 2011.

61 David Schnarch, *Intimität und Verlangen*, Klett-Cotta, Stuttgart 2011, Seite 96.

62 Der Begriff geht auf Helm Stierlin zurück.

63 Ebd.

64 David Schnarch, *Die Psychologie sexueller Leidenschaft*, Klett-Cotta, Stuttgart 2006, Seite 94.

65 Zitiert aus *Der Spiegel* 33/2011, Seite 56.

66 Rainer Sachse, *Persönlichkeitsstörungen verstehen*, Psychiatrie-Verlag, Bonn 2010, Seite 13.

67 Rainer Sachse, *Persönlichkeitsstörungen verstehen*, Psychiatrie-Verlag, Bonn 2010, Seite 20.

68 Prof. Iver Hand in einem Interview mit dem Autor vom 13. 3. 2012.

69 Zitiert aus Ludwig Reiter und Egbert Steiner: *Psychotherapie und Wissenschaft – Beobachtungen einer Profession*, in Alfred Pritz (Hrsg.): *Psychotherapie – eine neue Wissenschaft vom Menschen*, Springer, Wien, New York 1996, S. 159 bis 203.

70 Siehe hierzu *Der Spiegel*, 6/2012, Seite 126.

71 *Der Spiegel* 27/2012, Seite 73.

72 Prof. Iver Hand in einem Interview mit dem Autor vom 13. 3. 2012.

73 Zitiert aus der *Hamburger Morgenpost*, 21. Juli 2011, Seite 47.

74 Prof. Dr. Giovanni Maio, *Verstehen nach Schemata und Vorgaben?* In: *Pychotherapeutenjournal* 2/2011.

75 Zitiert aus *Der Spiegel*, 20/2011, Seite 116.

76 Zitiert aus *Der Spiegel*, 20/2011, Seite 117.

77 Siehe *Hamburger Morgenpost* vom 27. Juni 2012.

78 Zitiert aus dem Internet von der Seite DocCheck aus einem Artikel der Medizin-Journalistin Birgit Frohn.

79 *Der Spiegel* 6/2012, Seite 128.

80 Siehe hierzu Michael Mary, *Das Leben lässt fragen, wo du bleibst – wer etwas ändern will, braucht ein Problem*, Lübbe, Bergisch Gladbach 2005.

81 Prof. Dr. Giovanni Maio, *Verstehen nach Schemata und Vorgaben?* In: *Psychotherapeutenjournal* 2/2011.

82 Peter Fuchs, *Die Verwaltung der vagen Dinge*, Carl-Auer-Systeme Verlag, Heidelberg 2011, Seite 92.

83 Rainer Sachse, *Persönlichkeitsstörungen verstehen*, Psychiatrie-Verlag, Bonn 2010, Seite 22.

84 Peter Fuchs, *Die Verwaltung der vagen Dinge*, Carl-Auer-Systeme Verlag, Heidelberg 2011, Seite 71.

85 Peter Fuchs, *Die Verwaltung der vagen Dinge*, Carl-Auer-Systeme Verlag, Heidelberg 2011, Seite 99.

86 Stavros Mentzos, *Lehrbuch der Psychodynamik*, Vandenhoeck & Ruprecht, Göttingen 2010, Seite 255.

87 Panikfokussierte, psychodynamische Psychotherapie, Hogrefe, Göttingen 2012, Seite 38.

88 Rainer Sachse, *Persönlichkeitsstörungen verstehen*, Psychiatrie-Verlag, Bonn 2010, Seite 12.

89 Michael Mary, *Das Leben lässt fragen, wo du bleibst – wer etwas ändern will, braucht ein Problem,* Lübbe, Bergisch Gladbach 2005.

90 Peter Fuchs, *Die Verwaltung der vagen Dinge*, Carl-Auer-Systeme Verlag, Heidelberg 2011, Seite 22.

91 Fritz B. Simon in Peter Fuchs, *Die Verwaltung der vagen Dinge*, Carl-Auer-Systeme Verlag, Heidelberg 2011, Seite 10 und 11.

92 *Psychotherapeutenjournal* 3/2011, Seite 276.

NAMENSREGISTER

B

E

F

G

H

R

S

T

V

W

Joachim Bauer

Arbeit

Warum unser Glück von ihr abhängt
und wie sie uns krank macht

ISBN 978-3-89667-474-6 / 250 Seiten

Nichts ist den Menschen wichtiger als Arbeit. Aus ihr schöpfen wir Befriedigung, Kreativität und ein Leben in Wohlstand. Gleichzeitig steigt die Zahl der arbeitsbedingten Krankheiten rapide an. Müssen wir alle »arbeiten, bis der Arzt kommt?« Der Neurobiologe und Bestsellerautor Joachim Bauer nimmt unsere Art zu Arbeiten unter die Lupe und kommt zu der radikalen Erkenntnis: Der Mensch ist evolutionär nicht für die heutige Arbeit gemacht! Wie also muss der Arbeitsplatz der Zukunft aussehen?

Burn-out ist keine Modeerkrankung, und Pillen sind kein Ersatz für gute Arbeitsbedingungen.

KARL BLESSING VERLAG

Maria Paola Colombo

Die Umkehrung der Liebe

Roman

Aus dem Italienischen von Bruno Genzler

ISBN 978-3- 89667-490-6 / 432 Seiten

Als ihre Mutter in einem Fluss ertrank, war Cica, wie sie von allen gerufen wird, ein kleines Mädchen. Seit jener Nacht hat sie auf ihren Schulterblättern zwei Narben, die einen Halbmond bilden – und andere, tiefere Schnitte in ihrer Seele. Denn ihr Vater ist verbittert und tilgt jede Erinnerung an seine Frau. Es wäre eine traurige Kindheit, die Cica im kahlen Norden Italiens verbringen müsste, wären da nicht ihre alte Nachbarin mit den vielen Büchern und Tomba, der Hund, der nicht mehr von ihrer Seite weicht.

Auf den ersten Blick hat es der Junge, der nur Walker genannt werden will, nach dem Helden einer TV-Serie über Texas-Ranger, noch schwerer. Er leidet an dem Downsyndrom. Doch seine große Familie, tief im Süden Italiens verankert, gibt ihm Liebe und Unterstützung. Als er in der Pubertät auf schräge Tour nach einem Mädchen für sich sucht, droht das labile Gleichgewicht aus den Fugen zu geraten.

Maria Paola Colombo gelingt das Kunststück, über Menschen, mit denen es das Schicksal nicht leicht meinte, jenseits von Tristesse oder aber Verharmlosung einfühlsam und humorvoll zu schreiben.

»Einer dieser Romane, die beim Lesen Wunder bewirken und Gefühle hervorrufen, von denen wir gar nicht wussten, dass wir sie hatten.« *La Repubblica*

KARL BLESSING VERLAG